CONSIDÉRATIONS

SUR

L'ATROPHIE AIGUË

DES CELLULES MOTRICES

(PARALYSIE INFANTILE SPINALE — PARALYSIE SPINALE AIGUË DE L'ADULTE).

PAR

Alfred PETITFILS,

Docteur en médecine de la Faculté de Paris,
Ancien externe des hôpitaux de Paris,
Médaille de bronze de l'Assistance publique.

PARIS

ADRIEN DELAHAYE, LIBRAIRE-ÉDITEUR

PLACE DE L'ÉCOLE-DE-MÉDECINE

1873

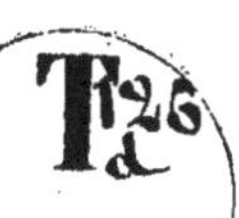

CONSIDÉRATIONS

SUR

L'ATROPHIE AIGUË

DES CELLULES MOTRICES

(PARALYSIE INFANTILE SPINALE. — PARALYSIE SPINALE AIGUË DE L'ADULTE).

CONSIDÉRATIONS

SUR

L'ATROPHIE AIGUË

DES CELLULES MOTRICES

(PARALYSIE INFANTILE SPINALE — PARALYSIE SPINALE AIGUË DE L'ADULTE)

PAR

Alfred PETITFILS,

Docteur en médecine de la Faculté de Paris,
Ancien externe des hôpitaux de Paris,
Médaille de bronze de l'Assistance publique.

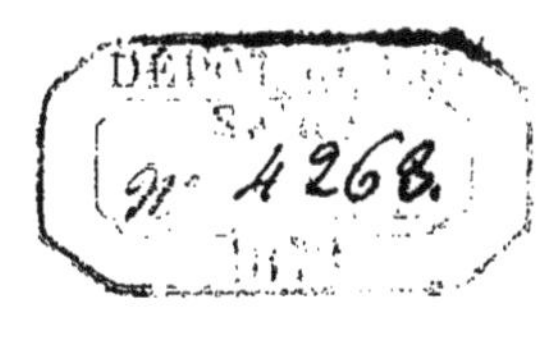

PARIS

ADRIEN DELAHAYE, LIBRAIRE-ÉDITEUR

PLACE DE L'ÉCOLE-DE-MÉDECINE

1873

CONSIDÉRATIONS

SUR

L'ATROPHIE AIGUË

DES CELLULES MOTRICES

(PARALYSIE INFANTILE SPINALE — PARALYSIE SPINALE AIGUË DE L'ADULTE)

Notre but n'est pas de faire une monographie de la paralysie infantile, qu'on trouvera dans certains auteurs, ni de la paralysie spinale aiguë de l'adulte. Ce sont de simples considérations que nous présenterons d'abord sur ces deux affections médullaires.

Par l'anatomie pathologique, nous montrerons la relation intime de la paralysie spinale infantile avec la paralysie spinale aiguë de l'adulte. C'était l'opinion de MM. Duchenne (de Boulogne) (1), Meyer (2), Charcot (3) et d'autres auteurs, fondée sur les signes cliniques, avant qu'un fait publié récemment par M. Gombault vînt donner la certitude à cette ypothèse (4).

A la pathogénie et à la physiologie pathologique nous envi-

(1) Duchenne (de Boulogne). Electrisation localisée. 3e édition.

(2) Meyer. Die Electricitat, etc. Berlin, 1868.

(3) Charcot. Leçons professées à la Salpêtrière, 1870.

(4) Gombault. Archives de physiologie pour 1873, n° 1.

sagerons les théories qui se partagent la naissance et l'évolution de cette lésion désormais commune à l'enfant et à l'adulte.

Enfin, ce groupe morbide étant constitué, nous montrerons qu'on pourrait le rattacher à la paralysie ascendante aiguë (*Paralysie générale spinale antérieure subaiguë* de M. Duchenne), ce qui a été indiqué nettement par M. le professeur Charcot, M. Duchenne (de Boulogne), etc. Pour nous, la paralysie ascendante aiguë ne serait qu'un terme intermédiaire entre l'atrophie aiguë des cellules motrices (paralysie infantile spinale et paralysie spinale aiguë de l'adulte) et l'atrophie chronique de ces mêmes groupes cellulaires (atrophie musculaire progressive). Nous tâcherons d'apporter à cette opinion toutes les preuves qui nous ont paru convaincantes, sachant d'ailleurs que les groupes naturels n'offrent jamais avec leurs groupes voisins des distinctions aussi nettes, aussi tranchées que les présentent les divisions techniques.

Nous avons préféré prendre comme dénomination de notre travail la notion anatomo-pathologique et pathogénique, plutôt que la notion fonctionnelle. Quelle que soit, en effet, l'opinion qu'on adopte pour la pathogénie du groupe de paralysies spinales en question, il n'en est pas moins reconnu par tous les observateurs que le fait principal est l'atrophie, puis la disparition isolée ou par groupes, des cellules motrices des cornes antérieures de la moelle. C'est en considération de ce fait constant, et pour ainsi dire nécessaire, de la paralysie spinale aiguë chez l'enfant et chez l'adulte, comme aussi du mode rapide suivant lequel il se produit, que nous avons rangé ces deux affections sous le même chef : l'*atrophie aiguë des cellules motrices*.

Que M. Charcot nous permette de lui exprimer toute notre reconnaissance pour l'intérêt qu'il nous a témoigné pendant une grande partie de nos études, et pour la bienveillance avec laquelle il nous a confié ses documents sur le sujet que nous allons exposer.

ANATOMIE PATHOLOGIQUE.

En parcourant les observations complètes de paralysie infantile spinale où la nécropsie a été faite avec tout le soin que comporte l'étude du système nerveux, on remarque chez les différents auteurs un seul fait constant, l'atrophie de la cellule motrice. Le siége même de cette lésion est variable, car, bien que limitée le plus souvent dans la moelle au-dessous de la région cervicale supérieure, on a vu l'atrophie cellulaire atteindre le bulbe et la protubérance. C'est un fait que nous rappellerons plus loin. Quant aux foyers de ramollissement inflammatoire qu'on trouve indiqués, ils existent dans la majorité des cas, mais nous signalerons des faits, où des observateurs dont la compétence est indiscutable n'ont point vu de semblables altérations ni rien qui pût faire soupçonner leur existence à une époque antérieure.

Les lésions périphériques soit nerveuses, soit musculaires ou osseuses, seront examinées ensuite avec leurs différents caractères mais avec moins de détails.

Nous rappellerons en même temps les altérations trouvées dans l'unique cas de paralysie spinale aiguë de l'adulte publié par M. Gombault.

I. LÉSIONS CENTRALES.

1° *Cerveau.* Dans les différentes observations on ne trouve pas de lésions du cerveau spéciales à la paralysie infantile spinale. Dans deux cas (obs. 25 et 26), M. Laborde (1) a

(1) Laborde. Thèse de Paris, 1864.

noté une suffusion sanguine des méninges et une petite quantité de sérosité rougeâtre dans les ventricules latéraux. M. le professeur Vulpian a observé un léger ramollissement, avec adhérence de la pie-mère au voisinage de la scissure de Sylvius, coïncidant avec une hémorrhagie opto-striée de l'hémisphère gauche (1).

2° *Bulbe.* Dans la troisième observation de MM. Roger et Damaschino, où la dégénérescence graisseuse du muscle temporal a été constatée, on n'a rien trouvé dans les noyaux du trijumeau par suite de l'insuffisance des recherches ; l'altération était probable, comme le disent ces auteurs qui n'ont vu que l'atrophie des racines motrices de ce nerf. En revanche, on a trouvé dans ce cas des lésions vasculaires et l'atrophie cellulaire jusque dans les pyramides et sur le plancher du quatrième ventricule au niveau de la protubérance (2).

3° *Moelle.* Les *méninges* ont offert parfois un état vasculaire excessif (Laborde, Hallopeau) (3) ou une teinte légèrement opaline avec un peu d'épaississement (Lancereaux) (4).

La *moelle* est d'un volume variable. Tantôt on observe l'atrophie du renflement lombaire qui contraste avec l'état normal du renflement cervical (Roger et Damaschino, obs. 1 et 3), et tantôt, comme dans l'observation de MM. Charcot et Joffroy, outre l'atrophie du renflement lombaire, la moelle avait subi dans toute son étendue une diminution de volume qui frappa ces observateurs (5). D'autres fois, l'atrophie existe aux régions dorsale et lombaire (Cornil) (6), dans les faisceaux antéro-latéraux des deux côtés à la fois, ou est uni-

(1) Vulpian. Archives de physiologie, 1870, p. 316.

(2) Roger et Damaschino. Gazette médicale de Paris, 1871.

(3) Hallopeau. Observat. de P. Lucas-Championnière. In Myélites chroniques diffuses. Archiv. gén. de méd., 1872.

(4) Lancereaux. V. l'observation, plus loin.

(5) Charcot et Joffroy. Archives de physiologie, 1870, n° 1.

(6) Cornil. Comptes-rendus de la Société de biologie, 1863.

latérale (Prévost (1), Vulpian). On a rencontré encore une induration du renflement lombaire (Parrot et Joffroy) (2). La coloration du tissu médullaire a pu paraître altérée dans certains cas (Laborde).

L'état des *racines antérieures* n'est pas constant ; parfois elles sont saines (Vulpian), le plus souvent, cependant, elles offrent une atrophie inégale suivant les régions, mais pouvant être considérable (Charcot et Joffroy) ; leur coloration grise ou rougeâtre était, dans certains cas, très-manifeste (Charcot et Joffroy, Roger et Damaschino). Le nombre des faisceaux des racines atrophiées a paru quelquefois moindre que du côté opposé.

A *l'œil nu* et à l'état frais, les coupes de la moelle ont montré nettement, dans quelques cas, la coloration transparente, gélatineuse propre à la sclérose des centres nerveux (Laborde, obs. 25 et 26. Parrot et Joffroy). Dans le fait de M. Vulpian il n'y avait rien de bien caractéristique à ce sujet ; au contraire, M. Hallopeau a vu une teinte brune très-nette des deux cornes antérieures avec une diffluence très-marquée. Parfois l'atrophie de la substance grise des cornes antérieures est assez considérable pour être appréciée par ce simple examen (Pierret) (3) ; il en a été de même pour les faisceaux antéro-latéraux (Parrot et Joffroy, Pierret).

L'examen de la substance grise *au microscope* a montré l'existence de plusieurs altérations que nous allons décrire.

Ce qu'il y a d'abord de remarquable, c'est la dissémination de ces lésions dans les diverses régions de la moelle, dissémination qui, comme le remarquent les auteurs, répond aux troubles fonctionnels et trophiques des membres atteints. Ces lésions siégent dans les cornes antérieures de la substance grise, parfois dans la commissure postérieure, mais

(1) Prévost. Comptes-rendus de la Société de biologie, 1865.

(2) Parrot et Joffroy. Archives de physiologie, 1870, p. 310.

(3) Pierret. V. observation de M. Lancereaux.

rarement, ou plutôt exceptionnellement dans les cornes postérieures.

Sur une coupe mince, traitée successivement par le carmin, l'acool absolu et l'essence de térébenthine, puis conservée dans le baume du Canada, on aperçoit, soit à droite, soit à gauche ou même des deux côtés à la fois, une diminution parfois frappante du volume de la corne antérieure de la substance grise, surtout dans le sens transversal (Prévost, Charcot et Joffroy, Parrot et Joffroy, Vulpian, Roger et Damaschino, Pierret). Notons en passant que dans l'observation de Wilson, MM. Charcot et Joffroy ont trouvé sur un point l'atrophie de toute la substance grise du côté gauche. En parcourant l'aire d'une corne ainsi atrophiée, on observe qu'elle est inégalement colorée par la solution ammoniacale de carmin et que les régions où l'action du carmin a été la plus vive sont tantôt plus transparents (Vulpian, Roger et Damaschino), et tantôt laissent passer plus difficilement la lumière (Charcot et Joffroy, Pierret). Ces sortes de plaques fortement teintées ne sont pas disposées au hasard, elles occupent la place des grandes cellules motrices, et en particulier des groupes médian-antérieur, externes et postéro-externes. Sur certaines coupes, ces agrégats de cellules ont complètement disparu, on n'aperçoit que le groupe interne (Prévost, Charcot et Joffroy, Roger et Damaschino) quelquefois même atteint (Pierret), tandis que sur d'autres préparations les groupes externe et postéro-externe sont représentés par deux ou trois cellules fortement compromises. On a même noté des préparations où l'aire de la corne antérieure ne présentait plus aucune cellule nerveuse (Charcot et Joffroy, Roger et Damaschino, obs. 2).

Les cellules motrices persistantes quoique altérées, n'offrent plus, en général, le même aspect que celles des groupes intacts. Elles sont moins colorées que celles du côté sain, ce qui nécessite un grossissement plus considérable pour les distinguer. Leurs dimensions sont réduites en tous sens et le corps de la cellule est revenu sur lui-même, conservant plus ou moins sa forme primitive et abandonnant, pour ainsi dire, ses prolongements dont le plus grand nombre n'est plus visible. Quelques-unes n'ont plus de noyau et chez celles qui l'ont conservé ce noyau est plus petit qu'à l'état normal. Il « ne prolifère pas, contrairement à ce qui a lieu en pareille circonstance pour les cellules conjonctives ; il s'atrophie au contraire, et bientôt disparaît » (1). Le nucléole n'existe pas toujours ; parfois il se colore mal, comme la cellule elle-même prenant une teinte jaune rougeâtre, ou bien sa coloration est très-accentuée, mais alors il est très-petit (Vulpian).

Entre le noyau et la paroi du corpuscule nerveux, on trouve ordinairement une masse pigmentaire ochreuse qui dérobe en partie le corps de la cellule. Cette pigmentation, cependant, n'existait pas partout dans le cas de MM. Parrot et Joffroy, non plus que dans celui de M. le professeur Vulpian (2), qui ajoute à propos de ces cellules : « Peut-être même contiennent-elles moins de pigment que les cellules de la même région dans les points où elles sont restées saines. » Enfin, « au dernier terme le corpuscule ganglionnaire n'est plus représenté que par une petite masse pigmentaire irrégulièrement globuleuse ou hérissée de prolongements très-courts, laquelle peut même disparaître, sans laisser de traces » (Charcot et Joffroy (3).

L'atrophie partielle ou totale des cellules motrices sous l'influence de l'irritation inflammatoire n'est pas une particularité des cellules nerveuses. On sait, en effet, que les cellules des parenchymes se comportent de même en général,

(1) Charcot et Joffroy. Atrophie musculaire progressive. In Archives phys., 1869, n° 6.

(2) Vulpian. Archives de phys., loc. cit.

(3) Charcot et Joffroy. Atrophie muscul. In Archives phys., 1869.

comme le fait remarquer à ce sujet M. Dujardin-Beaumetz (1), ces éléments disparaissent passant d'abord par une période de gonflement puis de rétraction.

A la place de ces groupes de cellules ainsi disparus et autour des corpuscules altérés qui existent encore, on trouve une substance fortement teintée, dont l'apparence n'est pas toujours la même, qui constitue les plaques dont nous avons parlé plus haut. Parfois, « le tissu de la névroglie n'offre pas d'altération appréciable ; il est représenté par une substance translucide, finement grenue, » tandis qu'ailleurs « la névroglie est sillonnée de tractus fibroïdes très-déliés, qui se croisent et s'entrecroisent dans toutes les directions, de manière à constituer un lacis très-dense, qui laisse passer difficilement la lumière » (2).

Cependant dans certains cas, la condensation du tissu était à peine appréciable (Pierret) et même on a noté une raréfaction évidente. Ailleurs enfin, les cellules étant atrophiées complètement ou non (Roger et Damaschino), le réticulum de la substance grise est chargé de noyaux disséminés qui sont beaucoup plus nombreux que dans les parties restées saines. Ces noyaux ont, du reste, tous les caractères de l'élément nucléaire de la névroglie, c'est leur nombre considérable qui fait supposer une prolifération (Parrot et Joffroy). Parfois, au contraire, on a vu les dimensions de ces noyaux légèrement accrues (Roger et Damaschino).

Nous reproduisons la gravure d'une coupe de moelle montrant nettement la localisation de l'atrophie cellulaire à un groupe isolé, tirée des leçons professées à la Salpêtrière (M. Charcot, Paris 1872).

(1) Dujardin-Beaumetz. Myélite aiguë. Thèse d'agrégation, 1872.
(2) Charcot et Joffroy. Cas de paralysie infantile. Archives de phys. 1870.

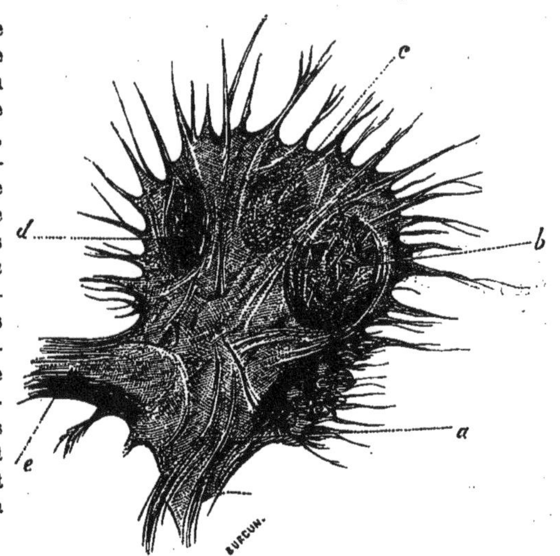

Fragment d'une coupe transversale de la moelle épinière faite à la région lombaire, dans un cas de paralysie infantile spinale, occupant le membre inférieur droit. La lésion porte exclusivement sur le groupe antéro-externe des cellules nerveuses. a, *cervix cornu posterioris*; b, groupe postéro-externe des cellules nerveuses; c, groupe antéro-externe. Les cellules de ce dernier groupe ont complètement disparu, tandis qu'elles sont parfaitement nettes dans les groupes b et d; d, groupe interne; e, la commissure.

Les vaisseaux qui parcourent ces diverses préparations, et dont quelques-uns sont sectionnés perpendiculairement à leur direction, ne sont pas également atteints dans les différentes observations. Les faits de MM. Prévost, Charcot et Joffroy ne mentionnent aucune altération appréciable. Sur d'autres coupes, au contraire, au niveau des parties atteintes et dans leur voisinage, on a vu des vaisseaux plus nombreux, plus volumineux et manifestement altérés. La gaîne lymphatique de ces vaisseaux est elle-même le siége d'une prolifération nucléaire parfois considérable que les différents observateurs ont noté soigneusement. Ce travail inflammatoire «s'étend peut-être en certains points jusqu'à la tunique moyenne sans jamais la dépasser (Parrot et Joffroy). »

Parfois, on voit aussi dans cette gaîne externe des cristaux d'hématoïdine et des amas de corps granuleux sans qu'il y ait une altération appréciable des parois du vaisseau. La lumière des artérioles sectionnées en travers peut être obstruée par des corps granuleux abondants, qui formaient dans un cas comme un manchon autour des vaisseaux (Roger et Damaschino). On y a trouvé des corps amyloïdes qui, parfois aussi, étaient répandus indistinctement dans toute la substance grise altérée (Cornil, Vulpian). « Les lésions vasculaires dont la nature inflammatoire ne saurait être contestée sont, nous l'avons vu, très-irrégulièrement distribuées. On les observe dans des points où les cellules nerveuses sont à peine lésées, et d'autre part, elles n'existent pas nécessairement dans tous les points où celles-ci ont subi une altération profonde (Parrot et Joffroy).

La présence des corps granuleux est dans le même cas; ces corpuscules peuvent être nombreux alors que les cellules nerveuses sont peu altérées, et inversement on n'en rencontre que quelques-uns tandis que l'aire de la corne antérieure n'offre plus aucune cellule. C'est ce que constatent MM. Roger et Damaschino (1) en ces termes, à propos d'une coupe faite à la région lombaire : « Au microscope, on trouve infiltrés dans la substance grise, des cornes motrices, quelques rares corps granuleux (surtout à gauche), les noyaux de la névroglie sont partout plus abondants qu'à l'état normal; enfin, les tubes nerveux sont tous atrophiés, offrent l'aspect de minces filaments et sont, surtout du côté le plus atteint ,à peu près dépouillés de leur enveloppe de myéline. On ne rencontre plus aucune cellule nerveuse. » La présence des corps granuleux n'a pas été notée par tous les observateurs, cela peut dépendre de l'époque du début de l'altération et de la préparation qu'on a fait subir à la moelle.

Restent les foyers de ramollissement qu'ont noté les auteurs dans un certain nombre d'observations, et notamment MM. Roger et Damaschino, Michaud (2), Pierret (3). M. Locçkhart Clarke a noté comme la lésion principale de l'atrophie

(1) Gazette médicale de Paris, 1871. Observat. II.

(2 et 3) Charcot. Leçons professées à la Salpêtrière, 1870.—Revue photographique.

musculaire progressive une variété de foyers qu'il décrit sous le nom de désagrégation granuleuse. Depuis, dans un cas de paralysie infantile spinale (considérée à tort comme atrophie musculaire progressive, ainsi que l'ont montré MM. Charcot et Joffroy, et M. Duchenne) qui lui est commun avec M. Z. Johnson, M. L. Clarke a retrouvé cette lésion. Nous rappellerons en quelques mots la description que MM. Charcot et Joffroy donnent de ces foyers de désagrégation granuleuse (4). Cette altération se montre au voisinage des vaisseaux ; on y trouve la myéline dissociée à l'état de petites masses globuleuses. La consistance des tissus y est variable, le contenu est parfois semi-liquide et la substance désagrégée est molle, transparente, finement grenue ; parfois, c'est un liquide visqueux tenant en suspension de fines granulations. On ne trouve qu'assez rarement les corps granuleux du ramollissement ordinaire. La forme de ces foyers est variable ; les contours sont ordinairement arrondis, ovalaires, mais peuvent être déchiquetés anfractueux ou prendre l'aspect de fissures donnant l'idée d'un résultat accidentel. Les bords sont parfois nets et comme taillés à l'emporte-pièce, mais jamais on ne trouve une paroi épaissie, une membrane limitante comme dans les foyers de ramollissement inflammatoire datant d'une certaine époque. Nous n'insisterons pas davantage sur cette lésion, rare d'ailleurs, et qui a pu donner à M. L. Clarke l'idée d'un résultat accidentel.

D'autres observateurs, MM. Roger et Damaschino ont rencontré sur les points de la moelle les plus gravement altérés tous les caractères d'une myélite destructive avec formation de foyers de ramollissement rouge. Ces foyers étaient multiples dans les quatre cas de paralysie infantile spinale de ces auteurs qui ont soigneusement analysé les

(4) Charcot et Joffroy. Archives phys., 1869.

trois premiers dans leur mémoire. Le quatrième nous est connu par la thèse de M. Coche qui, dans le résumé de cette observation, n'a pas même mentionné l'état des cellules nerveuses (1). L'aspect de ces foyers est celui d'une myélite aiguë parvenue à la période de ramollissement et de régression, comme l'indique la présence des corps granuleux (2) ; c'est le ramollissement rouge des auteurs, il n'y a donc rien là qui soit spécial à la paralysie infantile comme processus inflammatoire. C'est la localisation de cette myélite qui en fait toute l'importance; on la trouve, en effet, cantonnée dans les cornes antérieures occupant, comme les plaques fibroïdes signalées plus haut, la place des groupes externe ou postéro-externe des cellules motrices. C'est un effet constaté par tous les auteurs que l'inflammation de la substance interstitielle ne se montre qu'autour des cellules atteintes par l'atrophie, ou à la place de celles qui ont disparu. Suivant leur degré d'ancienneté, ces foyers sont limités par une véritable sclérose du tissu interstitiel qui forme comme une paroi à cette petite masse diffluente. Ces bords peuvent être nets et comme coupés à l'emporte-pièce ; d'autres fois, au contraire, on peut les trouver irréguliers, anfractueux ou semblables à des fissures. Si ce foyer inflammatoire est récent, on ne trouve aucune démarcation bien tranchée qui le sépare du tissu environnant, l'irritation inflammatoire diminue d'intensité à la périphérie et finit par s'éteindre, pour ainsi dire, dans le tissu resté sain.

On a encore trouvé l'hémorrhagie parmi les lésions médullaires de la paralysie infantile spinale. Dans sa thèse d'agrégation, M. Hayem a emprunté au Dr Clifford Allbutt un cas de paralysie infantile spinale où l'examen de la moelle, quoique incomplet, a cependant montré deux foyers

(1) Coche. Thèse de Paris, 1873.

(2) Charcot. Cours de la Faculté, 1873.

hémorrhagiques. Voici, du reste, le fait tel que le reproduit M. Hayem (1) :

Observation I. — Enfant de 7 mois, sain. Un soir sa mère l'enleva un peu brusquement et fut épouvantée de le voir tomber lourdement en avant. A ce moment on ne remarqua rien d'insolite, mais quelques minutes après, la mère fut, derechef, effrayée de voir que l'enfant était paralysé des quatre membres. Cette paralysie parvenue soudainement et sans douleurs ressemblait beaucoup à la paralysie infantile, mais il y avait la chute en avant avec « choc spinal ». L'enfant mourut de complications du côté des centres respiratoires. La moelle fut soumise à de fines sections. On trouva à la région cervicale, deux foyers d'hémorrhagie : l'un de petites dimensions était dans la corne postérieure gauche et l'autre plus considérable dans la corne postérieure droite faisant saillie dans la colonne latérale. En résumé, ce n'était qu'une fort petite hémorrhagie, et si elle avait été placée dans la partie inférieure de la moelle dorsale et dans la moelle lombaire, l'enfant suivant toute probabilité aurait pu vivre et le cas aurait été un cas de paralysie infantile. Cette observation prouve comment un choc peu considérable peut déterminer une hémorrhagie dans la moelle d'un enfant, et que souvent la paralysie infantile doit être due à de semblables accidents qui sont oubliés ou qui passent inaperçus.

Mais l'hémorrhagie n'est pas toujours en foyer comme dans cette observation. M. Hayem (2) a observé un cas de paralysie infantile survenue à l'âge de 2 ans, localisée aux membres inférieurs. Le sujet mourut à l'âge de 24 ans d'une phthisie pulmonaire. La substance grise de la moelle contenait du pigment hématique disséminé, mais sans ramollissement. C'est ce que M. Hayem nomme foyer d'infiltration.

Le fait de paralysie spinale aiguë de l'adulte étudié par M. Hallopeau était probablement de cette nature, si l'on en juge par la « teinte sombre, brun foncé » des cornes antérieures au niveau du renflement lombaire qui paraissaient comme diffluentes (3).

(1) Hayem. Hémorrhagies intra-rachidiennes, 1872.

(2) Hayem. Thèse citée, p. 152 et note. Société de biologie et Gazette médicale, 1869-70.

(3) Hallopeau. Myélites chroniques diffuses. In Arch. gén. méd., 1872.

Dans les *cornes postérieures*, on a trouvé une disparition partielle et même totale du groupe cellulaire constituant la colonne vésiculaire de L. Clarke. C'était limité à la région cervicale dans un cas (Charcot et Joffroy), dans l'autre, aux régions dorsale supérieure et lombaire moyenne (Parrot et Joffroy).

La *commissure postérieure* était traversée en un point par un tractus fibroïde dense (Charcot et Joffroy).

Le *canal central de la moelle* n'a pas toujours été épargné comme l'ont constaté MM. Roger et Damaschino. Dans deux de leurs observations, la lumière du canal persistait dans l'une, était obstruée dans l'autre. Dans le fait de M. Lancereaux, à l'examen de la moelle, M. Pierret « constate qu'autour de l'épendyme il y aurait peut-être un léger épaississement, mais il faut se souvenir, ajoute cet auteur, que cet aspect se rencontre fréquemment dans les moelles de sujets parfaitement sains. »

La *substance blanche* des cordons médullaires, au niveau d'une préparation dont les cornes antérieures sont atteintes comme nous venons de le voir, présente aussi certaines altérations. On a constaté d'abord une atrophie variable des faisceaux antéro-latéraux, parfois visible à l'œil nu, et elle peut être partielle ou générale. Dans ce dernier cas, il y a lésion de toute la corne antérieure; au contraire, quand l'atrophie est limitée, la substance grise subit elle-même une altération partielle. La sclérose de ces faisceaux blancs à différents degrés a été reconnue généralement, et quelques observateurs, comme on sait, en avaient fait l'altération principale de la paralysie infantile, tout comme à une certaine époque les foyers de désagrégation avaient le privilége de jouer un rôle prépondérant dans l'atrophie musculaire progressive. Quoi qu'il en soit de l'interprétation, les cordons antéro-latéraux sont ordinairement seuls atteints. Parfois, la lésion est plus marquée dans le faisceau antérieur, parfois c'est le faisceau latéral qui l'emporte, suivant la distribution de la lésion dans la corne antérieure. Il ne faudrait pas admettre cependant que cette sclérose fut en quelque sorte un accompagnement obligé de l'altération de la substance grise, ainsi M. Pierret (1) n'a constaté sa présence sur aucune des coupes examinées par lui. Nous ferons donc une réserve à ce sujet. Dans le fait de M. Vulpian, cette lésion était généralisée, car il existait « un certain degré de sclérose corticale superficielle » qui, il est vrai, coïncidait avec un épaississement de la pie-mère ; de plus, les cordons postérieurs étaient un peu sclérosés. Cette hyperplasie du tissu conjonctif des faisceaux antéro-latéraux n'entraîne pas nécessairement l'atrophie des tubes nerveux. Ce fait est constaté explicitement par MM. Charcot et Joffroy (observation Wilson) : « A droite et à gauche, mais à gauche surtout, les grandes trabécules conjonctives se sont épaissies et semblent, en outre, s'être multipliées dans toute l'étendue des cordons antéro-latéraux ; cependant, les tubes nerveux ont persisté avec toutes leurs dimensions normales, et nulle part on n'observe de substitution fibrillaire. » Mais la sclérose peut se développer davantage. Les cloisons conjonctives sont remplacées par de volumineux tractus fibroïdes en très-grand nombre, en même temps on constate une atrophie parfois excessive des tubes nerveux qui se dépouillent peu à peu de leur myéline et se trouvent réduits à leurs cylindres d'axe.

D'autres fois, l'atrophie « se manifeste surtout par l'extrême diminution de volume des cylindres d'axe. » (Roger et Damaschino). Enfin, M. Laborde a vu ces mêmes tubes variqueux, fragmentés.

Les *tubes nerveux* qui partent des cornes antérieures et traversent les faisceaux blancs pour devenir les racines an-

(1) Pierret. V. observation de M. Lancereaux.

térieures des nerfs rachidiens sont également atteints par la sclérose, cette hyperplasie conjonctive peut même être la seule qu'on constate dans les faisceaux antéro-latéraux (Pierret). L'atrophie occupe et la myéline et le cylindre d'axe. Ces tubes nerveux ainsi altérés sont plus fortement teintés par la solution de carmin que dans l'état normal (Parrot et Joffroy). On a vu autour de ces tubes, et suivant tout leur trajet, des corps amyloïdes parfois en quantité considérable (Vulpian). D'autres fois, ces corpuscules brillants occupent toute l'étendue des faisceaux blancs, quoique plus nombreux dans la substance grise (Cornil).

Les corps granuleux et les altérations vasculaires décrites plus haut dans la substance grise se rencontrent également dans les faisceaux blancs.

Les *racines antérieures* ont été trouvées saines dans les deux cas de M. Laborde, mais les auteurs qui depuis ont traité la question, ont rencontré une partie des tubes sains (ceux qui correspondaient aux parties saines de la moelle), les autres étaient réduits à leur cylindre d'axe, la myéline étant disparue. D'autres fois, les tubes nerveux très-grêles étaient « séparés les uns des autres par de larges espaces remplis par du tissu conjonctif, semé de nombreux noyaux ovalaires » (Charcot et Joffroy ; Roger et Damaschino).

Les ganglions du grand sympathique examinés une fois par MM. Roger et Damaschino « n'ont présenté aucune modification notable dans leur structure, ni pour leurs éléments cellulaires, ni pour les fibres nerveuses. »

II. Lésions périphériques.

Les lésions périphériques sont de plusieurs sortes : nous considérerons successivement les altérations des os, des muscles, des vaisseaux et des nerfs.

1° *Altérations dans les os.* — Les mensurations faites sur les sujets atteints de paralysie infantile spinale ont permis de constater une diminution parfois considérable dans les dimensions des os, en longueur aussi bien qu'en volume. La portion épiphysaire des os longs du squelette des membres est diminuée de volume de telle sorte qu'il est facile de s'assurer du fait par le toucher. Ceci peut jouer un certain rôle dans le cas de luxations fréquentes comme dans le fait de M. Lancereaux. Le raccourcissement, surtout appréciable quand le membre d'un seul côté est atrophié, peut atteindre 5 et 6 centimètres (Duchenne, de Boulogne). Pour le volume, M. le professeur Vulpian note que « les os du membre inférieur droit présentent un volume inférieur au volume normal ; le fémur, par exemple, n'a pas un diamètre égal à celui des humérus du même sujet. » Le même auteur a noté également la luxation de l'articulation coxo-fémorale droite, et dans l'observation de M. Lancereaux, on voit qu'il y avait luxation de l'épaule chaque fois que le malade se servait de son bras avec une certaine énergie. D'ailleurs, les articulations des membres atteints sont parfois dans un état de relâchement, surtout prononcé à l'articulation scapulo-humérale, dû à l'atrophie des muscles. Les extrémités des membres offrent assez souvent une déformation considérable, mais la fréquence du pied bot est bien plus grande que celle de la main en griffe. Il n'entre pas dans notre projet de nous étendre sur ce sujet. Nous dirons seulement que le même fait, moins fréquent toutefois, se rencontre dans la paralysie spinale aiguë de l'adulte, et que le fait étant récent, il n'y a pas de déformation dans les deux cas. Le mécanisme de cette déviation a été décrit par M. Duchenne.

M. le Dr Liouville, chef de clinique de la Faculté, avec son obligeance habituelle, nous a donné succinctement quelques détails sur la nécropsie d'un homme de 45 ans atteint de paralysie infantile à l'âge de 15 ou 18 mois. L'histoire de ce fait est insérée dans la *Revue photographique* (1). Cet homme présentait des altérations des articulations coxo-fémorale et fémoro-tibiale du membre inférieur gauche où s'était localisée la paralysie.

La tête du fémur montre par place une disparition du cartilage, et le col de cet os est déformé; au genou, la rotule, extrêmement petite, offre des érosions, et les surfaces articulaires fémorales et tibiales sont également dénudées en plusieurs points. L'examen de la moelle à l'état frais a montré à M. le Dr Liouville l'altération des cellules motrices décrites dans les arthropathies de cause spinale par MM. Charcot et Joffroy (2). Cette lésion, comme le montrent ces auteurs, n'est qu'une atrophie des cellules motrices, ce qui confirme les résultats nécroscopiques de la paralysie infantile sans donner à la lésion osseuse un caractère spécial. Ce fait, observé par MM. Ball et Liouville et présenté par eux à la Société de biologie (3) à l'occasion de la nécropsie, serait, pour ces auteurs, un cas dans lequel les lésions articulaires pourraient être assimilées aux arthropathies d'origine médullaire signalées par M. le professeur Charcot dans l'ataxie locomotrice. Cette opinion a été discutée; et, dans le compte-rendu laconique de cette séance, on voit que M. Charcot, puis, M. Joffroy, répondant à cette communication, ont écarté cette interprétation. Il leur paraît plus naturel de rapporter ces lésions articulaires à des déformations consécutives à la paralysie elle-même; M. Laborde a répondu dans le même sens.

Quoi qu'il en soit, nous rapprocherons de ce fait quelques observations où les lésions articulaires étaient bien évidentes sans que pour cela on ait songé à en faire des arthropathies.

(1) Revue photographique, t. I.
(2) Charcot et Joffroy. Archiv. de phys., 1870, p. 306.
(3) Société de biologie, 1872.
(4) Charcot. Archives de physiologie, 1868 et 1869.

C'est ainsi que MM. Charcot et Joffroy ont vu que « la partie supérieure de la face diarthrodiale de la tête humérale a seule conservé ses rapports avec la cavité glénoïde. Dans sa partie inférieure, elle est dépolie, granuleuse.» Au genou « les condyles du fémur ne s'articulent avec le tibia que par leur partie postérieure et dans leur partie antérieure le cartilage d'encroûtement a disparu çà et là. » M. Vulpian a constaté également que « le col du fémur a conservé sa forme; la tête se trouve presque à nu par suite de la disparition de la plus grande partie du cartilage qui la revêtait. Le tissu osseux de la tête est rougeâtre, ramolli, la pointe du scalpel y pénètre facilement. Il n'y a plus trace du ligament rond. La saillie du grand trochanter a subi une diminution considérable. » Comme altération des os, M. Laborde (p. 30 de sa thèse) indique en passant la « raréfaction relative de leurs éléments anatomiques primitifs, prédominance des éléments médullaires et dépôt de cellules adipeuses.» Si l'on compare ces lésions articulaires avec celles que décrit M. Charcot dans l'ataxie locomotrice, on trouve quelques différences. Le résultat nécroscopique indiqué par cet auteur est une véritable disparition d'une portion de la tête de l'humérus survenu chez un adulte (1). Au contraire, dans les observations que nous venons de citer, l'altération a débuté chez des enfants alors que le squelette est en voie de croissance. Le petit volume des épiphyses, dans ce cas, doit être attribué à un arrêt de développement, sans préjudice, bien entendu, de la lésion arthritique caractérisée par la disparition partielle du cartilage.

Ce fait est corroboré par l'examen des cas de paralysie spinale aiguë chez l'adulte où l'atrophie osseuse n'existe pas davantage, malgré l'identité de la lésion nerveuse centrale, et les lésions articulaires qu'on y rencontre doivent être

(1) Charcot. Arthropathie de l'épaule gauche, résultats nécroscopiques, in Archives de Physiol., 1869.

attribuées aux déformations articulaires que produit le défaut d'antagonisme musculaire (1). En tout cas, l'atrophie des os n'est pas nécessairement en rapport avec l'étendue de la paralysie musculaire (R. Volkmann). M. Duchenne (de Boulogne) cite un fait (obs. 87) où les muscles furent rappelés à leurs fonctions normales par l'électricité, ce retour à l'état physiologique n'empêcha pas un raccourcissement de 5 cent. du membre inférieur droit. M. Volkmann a observé des faits semblables (2).

2° *Altérations dans les muscles.* — L'histoire de ces altérations a parcouru plusieurs périodes; M. Duchenne (de Boulogne) avait pensé d'abord que l'atrophie musculaire était toujours graisseuse dans la paralysie infantile. C'est ce motif qui l'avait conduit à donner le nom de paralysie atrophique graisseuse à l'affection dont nous parlons. On a reconnu depuis que l'atrophie pouvait être simple et cela dès les premiers temps de la maladie. MM. R. Volkmann, Steudener (3) l'ont constaté le sixième jour environ après le début, MM. Roger et Damaschino au bout de trois semaines. La fibre musculaire est très-grêle mais on y reconnaît la striation normale, très-fine et très-rapprochée, sans granulations graisseuses.

D'autres faisceaux présentent en outre des amas de noyaux du myolemme qui ont proliféré, tandis qu'une troisième variété montre tous les caractères de la dégénération granulo-graisseuse. Mais la lésion irritative, c'est-à-dire la multiplication des éléments nucléaires du myolemme domine la situation, au moins à une certaine époque. Volkmann et Steudener, cités, par M. le professeur Charcot, ont vu à une époque très-rapprochée du début, outre ces alté-

(1) Charcot. Leçons professées à la Salpêtrière. Revue photographique.
(2) Charcot. Leçons.
(3) Id.

rations, une hyperplasie du tissu conjonctif qui ne se trouvait pas encore mentionnée par les autres observateurs. Cette hyperplasie a été reconnue d'une façon très-nette par notre savant maître dans des cas de date ancienne ; MM. Roger et Damaschino l'ont constatée à leur tour. Plus tard, à une époque éloignée du début de la maladie, les gaînes du myolemme se distendent par les amas de granulations et de gouttelettes graisseuses qui s'y forment.

Le faisceau primitif disparaît en partie ou même presque complètement et se trouve remplacé par ces amas graisseux. On reconnaît alors tous les caractères de la substitution et de la surcharge graisseuses.

En outre, le tissu adipeux qui se montre dès le début entre les gaînes du myolemme peut parfois distendre les aponévroses de façon à donner le change sur le véritable volume des muscles. Cette conservation apparente du volume des muscles a été signalée par M. Laborde. M. Charcot dit à ce propos (1) qu'il « est même des cas où la surcharge graisseuse est tellement prononcée que le volume du muscle est notablement accru de manière à reproduire exactement ce qu'on observe dans la période ultime de l'affection décrite par Duchenne (de Boulogne) sous le nom de paralysie *pseudo-hypertrophique* ou *myo-sclérosique*. » Dans le fait de M. le Dr Liouville, dont nous avons parlé plus haut, les muscles présentaient cette exagération de volume. Les mensurations des membres à ce point de vue ne peuvent donc pas toujours donner un résultat. Enfin (2) « la surcharge graisseuse bien qu'elle soit habituelle dans l'amyotrophie infantile de date ancienne, n'y est cependant pas nécessaire : à côté des muscles distendus par la graisse, il en est souvent d'autres qui sont réduits à un très-petit volume et dans lesquels le tissu adipeux fait à peu-près complètement

(1) Charcot. Leçons à la Salpêtrière. In Revue photographique.
(2) Charcot. Id.

défaut (1). On ne trouve dans ces derniers muscles que des faisceaux primitifs d'un très-petit diamètre, mais ayant conservé leur striation ; çà et là quelques gaînes de sarcolemme renferment des amas de noyaux. Ces faisceaux primitifs atrophiés sont séparés les uns des autres par un tissu conjonstif fibrillaire évidemment de formation nouvelle. Les muscles qui ont subi ce mode d'altération ont à l'œil ou l'apparence du tissu fibreux, ou encore celle du dartos.

« Il serait intéressant de savoir si l'hyperplasie conjonctive interstitielle qu'on observe en pareil cas est un fait constant et si elle remonte, ainsi que les observations de MM. Volkmann et Steudener portent à le penser, aux premières phases de la maladie. Mais c'est là un point qui réclame de nouvelles recherches ». On sait en outre, qu'au milieu de ces muscles altérés on trouve des fibres musculaires entièrement saines.

Dans l'observation 25 de M. Laborde les muscles auraient été sains.

Quant à la localisation de ces altérations musculaires, elle est en rapport avec la lésion de la moelle ainsi qu'on peut s'en assurer en lisant les différentes observations. Cette atrophie affecte de préférence certains muscles ou certains groupes de muscles. A la jambe ce sont les muscles antéro-externes, les muscles du pied sont rarement intéressés comme le constataient M. Duchenne (de Boulogne) et M. Laborde. Cependant M. Vulpian a vu ces muscles propres du pied atteints dans le fait qu'il a publié. La cuisse est bien moins souvent que la jambe le siége des phénomènes morbides, et dans ce cas, ce sont le plus ordinairement les muscles de la région antérieure, quoiqu'il ne soit pas rare de trouver des altérations dans ceux de la partie interne ou postérieure ainsi que le montre le fait de M. Vulpian. On a

(1) Charcot et Joffroy. Loco citato.

vu également les muscles fessiers psoas-iliaques participer à l'altération. MM. Charcot et Joffroy ont vu les intercostaux atteints et MM. Roger et Damaschino (obs. 3) ont constaté que les muscles du côté gauche du tronc participaient à l'altération des muscles des membres inférieurs dans le même cas. L'atrophie des muscles du cou est extrêmement rare.

Dans une observation de MM. Roger et Damaschino, il y avait atrophie graisseuse du temporal du côté gauche et dans le fait que nous devons à M. Lancereaux, il y avait atrophie des muscles du côté gauche de la face. Aux membres supérieurs, ce sont les extenseurs du bras qu'atteint plus ordinairement l'atrophie ; le deltoïde, en particulier, est le moins souvent épargné. Quelquefois les pectoraux sont conservés, parfois ils subissent l'atrophie complète (Charcot et Joffroy).

Le triceps était pris dans certaines observations. A l'avant-bras ce sont les extenseurs ; à la main les éminences thénar et hypothénar sont souvent aplaties.

3° *Altérations dans les vaisseaux.* — L'état des vaisseaux correspondant aux parties atrophiées n'a pas toujours été noté par les auteurs. Dans l'observation de MM. Charcot et Joffroy on voit que l'aorte sans altération appréciable avait, à la région lombaire, un calibre très-étroit recevant à peine l'extrémité du doigt. M. Vulpian note sur ce point que l'aorte est scléro-athéromateuse (la malade avait 66 ans), «Les branches de sa bifurcation terminale sont extrêmement inégales comme calibres. L'artère iliaque primitive droite a un diamètre de moitié, au moins, plus petit que celui de l'artère homologue du côté gauche. Cette réduction de diamètre est tout aussi accusée, en ce qui concerne l'artère iliaque externe et l'hypogastrique, de même que l'artère fémorale et toutes ses branches du côté droit. L'artère fémorale droite, par exemple, a tout au plus le calibre d'une artère humérale normale, tandis que l'artère fémorale du côté gauche a le calibre ordinaire. » Or, l'altération musculaire était beaucoup plus prononcée à droite. Dans son observation 26, M. Laborde n'a trouvé aucune différence dans le calibre des vaisseaux. M. Duchenne (de Boulogne) fils (1) a noté que la diminution du calibre et du nombre des vaisseaux est très-considérable à la période de dégénérescence. La peau est épaisse, incolore, « les veines sous-cutanées diminuent aussi de volume et si on les compare à celles du membre resté sain, on reconnaît qu'elles ont perdu près de la moitié de leur calibre». L'altération de la peau, notée ici, est un fait extrêmement rare dans cette affection médullaire.

4° *Altérations dans les nerfs périphériques*.— Les nerfs périphériques ont été examinés soit à l'état frais, soit après durcissement. M. Laborde note une altération du « nerf sciatique du côté gauche qui seul a présenté une rareté relative des tubes nerveux avec multiplication anormale des éléments fibrillaires du tissu conjonctif. » M. Cornil a noté l'atrophie des nerfs sciatiques surtout à gauche, avec dégénération graisseuse de la substance médullaire des tubes nerveux (la paralysie affectait la forme paraplégique, accentuée à gauche). A l'état frais, un nerf musculaire, dans le fait de M. Vulpian, « contient encore, au milieu d'un certain nombre de gaînes vides, de nombreuses fibres munies de myéline; la plupart de ces fibres sont grêles, quelques-unes très-grêles : un certain nombre de fibres enfin ont à peu près le volume normal. » « L'examen des gros troncs nerveux n'a fourni aucun résultat décisif» à MM. Charcot et Joffroy.

MM. Roger et Damaschino ont observé dans les sciatiques une partie seulement des fibres atrophiées, avec prolifération nucléaire au milieu de ces fibres. L'état des nerfs périphériques n'a pas été mentionné par MM. Parrot et Joffroy,

(1) Duchenne (de Boulogne) fils. Archives gén. de méd., 1864.

non-plus que dans l'observation que nous devons à l'obligeance de M. Lancereaux.

ANATOMIE PATHOLOGIQUE DE LA PARALYSIE SPINALE AIGUE DE L'ADULTE.

Nous arrivons maintenant à l'examen de la lésion anatomique dans la paralysie spinale aiguë de l'adulte.

MM. Duchenne (de Boulogne), Meyer (1) et d'autres auteurs avaient admis par l'observation clinique que la paralysie spinale aiguë de l'adulte avait tous les caractères essentiels de la paralysie infantile spinale à laquelle on devait la rattacher. M. Charcot (2) rappelle cette opinion en la partageant. Cette conception a été justifiée par l'examen anatomo-pathologique auquel s'est livré M. Gombault (3), interne distingué des hôpitaux, sous la direction de M. Charcot. Ce fait est le plus intéressant peut-être de tous ceux de sa catégorie puisqu'il est complet.

La lésion nerveuse était à peu près celle de la paralysie spinale infantile : « La substance blanche ne présente dans toute l'étendue de l'organe aucune altération (4). Seuls les faisceaux de fibres horizontales, qui émergent des cornes antérieures pour aller constituer les filets d'origine des racines nerveuses motrices, offrent une notable diminution de leur largeur. Les cornes et la commissure postérieures paraissent également saines. La lésion se trouve ainsi à peu près exclusivement confinée à l'aire des cornes antérieures; elle n'intéresse, de plus, dans celles-ci, que les grosses cellules nerveuses dites cellules motrices. Les parois des vaisseaux n'ont, en effet, subi aucune modification; elles

(1) Meyer. Die Electricitat, etc. Berlin, 1868.
(2) Charcot. Leçons, etc., loco citato.
(3) Gombault. Archives de physiologie, 1873, n° 1.
(4) On verra la même remarque dans le fait de MM. Lancereaux et Pierret.

ont leur épaisseur normale, et la graisse qui les entoure est vide de corps granuleux. D'autre part, on ne trouve dans la névroglie aucune trace de processus irritatif se traduisant par une prolifération nucléaire plus abondante que de coutume. » L'altération des cellules motrices est diffuse, c'est l'atrophie pigmentaire qu'on connaît, accentuée surtout à la région cervicale inférieure. « Les cellules exemptes de la pigmentation jaune semblent elles-mêmes porter les traces de la lésion qui a dû les atteindre autrefois.

« Elles ont subi, pour la plupart, une réduction notable de toutes leurs dimensions, et il en existe bien peu qui mesurent, dans leur plus grande largeur, 0,066, chiffre qui est au-dessous de la moyenne normale pour les éléments de cette région (cervicale inférieure). »

Au bulbe, le noyau de l'hypoglosse contient dans son intérieur un certain nombre de cellules dégénérées.

Les racines antérieures sont inégalement altérées, certains faisceaux offrent des tubes vides de myéline, réunis par un abondant tissu conjonctif à noyaux.

Les muscles offrent les mêmes variétés d'altérations que dans la paralysie infantile. Les nerfs périphériques ont une partie de leurs tubes remplacés par du tissu conjonctif formant des îlots de sclérose.

Ainsi donc, au point de vue anatomo-pathologique, le rapprochement de la paralysie spinale aiguë de l'adulte et de la paralysie infantile spinale est justifié, comme le fait remarquer M. Gombault. Ce fait donne, en outre, un appui à l'examen histologique de l'observation de Wilson, car la cellule motrice a été atteinte isolément. L'altération s'est limitée dans l'aire des cornes antérieures bien plus encore que dans la paralysie infantile, puisqu'on ne trouve absolument aucune autre manifestation pathologique que l'atrophie pigmentaire des corpuscules nerveux.

L'atrophie de la substance grise des cornes antérieures

n'existe pas non plus comme dans les cas précédents, mais on pourrait invoquer ce fait que chez l'adulte en question, la moelle avait atteint tout son développement au moment de l'apparition de la paralysie et que par conséquent il n'a pu y avoir d'arrêt dans la croissance de cet organe. L'atrophie aurait encore pu se montrer par le fait seul de la rétraction du tissu fibrillaire ou même fibroïde si abondant sur certaines préparations, mais dans le cas de M. Gombault, rien de semblable ne pouvait se produire puisque la lésion s'est limitée exactement aux corpuscules nerveux.

En résumé, dans la paralysie infantile spinale et dans la paralysie spinale aiguë de l'adulte, l'anatomie pathologique du système nerveux central offre des manifestations multiples au double point de vue du siége et de l'unité des altérations. Un seul fait échappe à cette seconde considération, c'est l'atrophie des cellules motrices constatée dans toutes les observations complètes. Le bulbe peut être atteint (Roger et Damaschino, Gombault). Il est probable que dans l'observation de MM. Lancereaux et Pierret, on aurait trouvé un fait anatomique expliquant l'atrophie des muscles du côté gauche de la face. Dans l'observation de MM. Charcot et Joffroy, l'altération justifiant le phénomène bulbaire du début de la maladie a dû être peu considérable et se dissiper d'elle-même, puisque l'examen histologique n'a rien démontré et que d'ailleurs le trouble fonctionnel n'a duré que quelques heures.

Au contraire, dans le fait de M. Gombault, on trouve une altération du noyau de l'hypoglosse alors que rien ne s'était manifesté du côté de la langue et de la parole.

La moelle est atteinte dans sa substance grise; outre l'atrophie des cornes antérieures et des cellules motrices, elle présente des foyers de ramollissement dans un certain nombre de cas (Roger et Damaschino), tandis que dans d'autres observations on n'a vu que des plaques raréfiées

(Vulpian, Charcot et Joffroy), ou même un épaississement fibroïde de la névroglie dans les points où les cellules motrices avaient disparu complétement ou en partie. Enfin, dans certaines préparations on a noté l'état normal de la névroglie malgré la disparition des cellules motrices (Charcot et Joffroy), tandis que dans le cas de M. Gombault, cette dernière situation anatomique était généralisée.

Les lésions des vaisseaux se sont rencontrées dans certains cas, et leurs gaînes lymphatiques, dilatées et envahies dans leur épaisseur par l'hyperplasie nucléaire, contenaient des cristaux d'hématoïdine (Parrot et Joffroy) et des corps granuleux abondants, qu'on trouvait aussi à l'état libre dans les préparations.

Les cornes postérieures étaient atteintes au niveau de la colonne vésiculaire de L. Clarke dans deux cas (Charcot et Joffroy, Parrot et Joffroy). Le canal central a été vu oblitéré à différents degrés.

Dans la substance blanche, c'est la sclérose des cordons antéro-latéraux diminués de volume et l'atrophie variable des tubes nerveux compris dans ces cloisons conjonctives. Il ne faut pas oublier que ces cordons étaient sains dans deux cas (Gombault, Pierret). Les faisceaux nerveux qui les traversent pour constituer les racines antérieures sont parfois extrêmement grêles et séparés par des éléments nucléaires de nouvelle formation qu'on trouve répandus parfois sur toute la surface des cornes antérieures et des cordons antéro-latéraux.

Telles sont les principales lésions centrales dans l'atrophie aiguë des cellules motrices des cornes antérieures.

Nous placerons ici une observation de paralysie infantile spinale que nous devons à l'obligeance de M. Lancereaux. L'examen microscopique a été fait par M. Pierret, interne des hôpitaux.

OBSERVATION II. — Paralysie infantile spinale. (M. Lancereaux.)

Meyer (Charles-Eugène), 18 ans, employé de commerce, entre le 3 mars 1871, à l'hôpital, salle Saint-Vincent, n° 16. Comme antécédents de famille, il raconte que sa mère est morte de la poitrine après avoir été malade pendant dix-huit mois. Plusieurs de ses frères sont morts de convulsions à l'âge de deux ans. Il lui reste 3 sœurs et frères, dont un frère et une sœur ont des ganglions engorgés et portent des cicacatrices scrofuleuses. Quant à lui, vers l'âge de 2 ou 3 ans, pris de paralysie du bras gauche, il a conservé de la faiblesse des mouvements dans ce membre; la sensibilité y étant d'ailleurs à peu près normale.

En 1869, vers l'âge de 16 ans, il s'adonna à la boisson et fit des excès de tout genre; cette même année il cracha le sang et en 1870 fut pris d'une bronchitequi, améliorée jusqu'en janvier 1871, reprit à ce moment avec une nouvelle intensité.

Etat actuel: Aujourd'hui, 3 mars 1871, à l'auscultation on entend les râles sonores et humides en grande quantité sous les clavicules droite et gauche, la maigreur est extrême; le malade dit n'avoir jamais eu d'embonpoint. De temps en temps, il a de la diarrhée et vomit régulièrement après son repas du soir.

Etat des membres. On trouve le membre supérieur gauche atrophié; tous les doigts de la main correspondante sont dans la flexion; l'index seul a conservé à un faible degré le mouvement d'extension. La sensibilité est conservée. Quand le malade veut se servir de son bras avec une certaine force, il produit une luxation volontaire de la tête de l'humérus qui abondonne la cavité glénoïde pour venir se placer à la partie supérieure du bord axillaire de l'omoplate. A la mensuration on constate les différences suivantes entre les deux membres supérieurs.

Insertion du deltoïde: bras gauche, 0,080 de circonférence; bras droit, 0,165.

Partie moyenne du bras: bras gauche, 0,080; bras droit, 0,175.

Partie moyenne de l'avant-bras: membre gauche, 0,10; membre droit, 0,18.

De la tête de l'humérus à l'épitrochlée: gauche, 0,30; droit, 0,33.

De la trochlée à l'apophyse styloïde du cubitus: gauche, 0,26; droit, 0,24.

Longueur du doigt médius; gauche, 0,105; droit, 0,095.

Membres inférieurs: on constate une atrophie de la jambe droite sur laquelle le malade ne peut donner de renseignements exacts. Le membre inférieur droit est plus vigoureux que le gauche.

Cuisses partie moyenne: droite, 0,33 de circonférence; gauche, 0,36.

Mollets: droit, 0,27; gauche, 0,28.

Longueur à peu près égale des deux côtés.

L'affection pulmonaire se développant, au bout d'un mois de séjour à l'hôpital le malade meurt le 2 avril.

Autopsie le 3. On constate un très-léger œdème au niveau des malléoles:

La pupille gauche est plus dilatée que la droite. A l'ouverture du thorax, on trouve la cavité pleurale remplie d'air. Ce pneumothorax résulte d'un lobule de pneumonie caséeuse situé tout à fait sous la plèvre. Les lobes supérieur et inférieur du poumon gauche sont tous les deux parsemés de petites excavations et de points de pneumonie caséeuse. A droite, les lobes supérieur et moyen sont également altérés, moins toutefois que les précédents, et la lésion est plus étendue dans le lobe supérieur que dans l'autre.

Le cœur est d'un volume normal; caillots fibrineux à droite; intégrité des valvules: foie gras volumineux est allongé, avec un peu de décoloration du tissu. Reins normaux, rate normale, cependant un peu volumineuse. L'estomac est très-vivement injecté, cette injection consiste en plaques vasculaires très-larges près du cardia. L'intestin grêle présente un peu d'hypertrophie glandulaire près de la valvule iléo-cæcale (altération caséeuse au début). Les glandes mésentériques sont volumineuses et violacées pour la plupart (altération récente).

Etat des muscles: bras gauche, le deltoïde est presque complétement disparu, le triceps brachial est un peu moins altéré; mais le biceps est relativement plus mince et plus atrophié que ce dernier. A l'avant-bras gauche, les muscles de la région postérieure, et surtout l'extenseur commun sont réduits à l'état de bandelettes minces et transparentes à peu près comme le feuillet du mésentère. L'extenseur propre de l'index est un peu plus coloré que les muscles de cette région. En avant les muscles fléchisseurs sont encore un peu colorés, beaucoup moins cependant que ceux du côté droit et leur volume est très-petit, relativement aux fléchisseurs du côté opposé.

Cuisse. — La raideur cadavérique est un peu moins prononcée dans la cuisse droite que dans la gauche. Les muscles de la cuisse gauche sont un peu moins colorés et plus minces que ceux de la droite, à part cette légère différence tous les muscles du côté droit sont normaux.

A la face les muscles du côté gauche sont moins volumineux que ceux du côté opposé.

Au tronc, les pectoraux du côté gauche sont également atteints; mais moins que les muscles du bras gauche, le grand dentelé gauche est atrophié et les muscles intercostaux internes et externes du même côté sont moins colorés que ceux du côté droit.

Quant aux muscles abdominaux, ils sont atrophiés comme ceux du même côté, mais à un moindre degré. Le muscle grand droit seul paraît peu modifié dans son volume, toutefois il semble moins volumineux que celui du côté droit et moins coloré.

Système nerveux. Cerveau partout ferme, tout à fait normal. *Cervelet;* l'hémisphère gauche semble peut-être moins volumineux que le droit; mais la différence n'est pas assez sensible pour qu'on puisse l'affirmer. Du reste, aucune altération de la substance de cet organe.

Moelle. On constate un peu d'épaississement à la partie supérieure de la dure-mère qui est légèrement opaline dans presque toute son étendue. La pie-mère n'offre rien de spécial, les racines postérieures sont normales.

A la région cervicale les racines antérieures offrent certaines différences : la 1re et la 2e paire, sont peut être un peu plus minces du côté gauche. La 3e paire est atrophiée des deux côtés. Aux 4e, 5e, 6e et 7e paires il y a atrophie du côté gauche et les tubes nerveux qui constituent ces racines sont moins nombreuses qu'à droite. A la 8e paire les racines sont égales. Partout où les racines sont atrophiées, les fascicules semblent moins nombreux.

A la région dorsale et à la région lombaire, différence peu sensible.

La *moelle* est ramollie en quelques points par le fait de traumatisme. Une incision transversale faite un peu au-dessus du renflement cervical, montre une différence sensible entre les deux cornes de la substance grise. La corne droite est à peu près normale, tandis que la corne gauche est atrophiée. Un peu au-dessous du renflement lombaire une autre incision montre la corne gauche plus petite que la droite.

L'examen à l'état frais n'a pas été fait.

Examen microscopique fait par M. Pierret.

Région cervicale. Sur une coupe faite au niveau des 2e et 3e paires cervicales, on remarque à l'œil nu une atrophie considérable du côté gauche de la moelle qui présente dans son diamètre transversal une diminution d'un tiers. Cette atrophie porte à peu près également sur les substances grise et blanche; les cordons postérieurs seuls semblent moins altérés; à ce niveau les racines antérieures du même côté étaient sensiblement atrophiées. Au microscope; substance grise, la corne antérieure est rétrécie dans ses diamètres qui présentent avec la corne du côté opposé la même diminution d'un tiers environ. Les cellules sont en grande partie disparues. Il n'en reste que deux ou trois dans la partie antéro-interne, encore sont-elles entourées d'un tissu d'apparence fibroïde dense, fortement coloré par le carmin et dans lequel on ne retrouve plus de cylindres d'axe. Les quelques cellules qui persistent sont plus petites que celles du côté opposé, ont perdu leurs prolongements, et paraissent contenir un plus grand nombre de granulations. De la périphérie de la substance grise, partent des tractus celluleux épaissis, qui donnent aux parties des faisceaux latéraux des points avoisinants un véritable aspect fibreux.

Cette disposition est surtout remarquable au niveau de l'angle antéro-externe des cornes antérieures, qui correspond au groupe du tractus intermédio-latérale, lequel a disparu complètement de ce côté.

La corne postérieure ne présente pas d'atrophie, et paraît posséder tous les caractères de l'état normal.

Dans les cordons antéro-latéraux à part les quelques tractus fibreux qui rayonnent de la substance grise, il est impossible d'y découvrir une sclérose quelconque.

2e coupe. Région cervicale un peu au-dessous de la précédente vers la 4e ou 5e racine. Altération tout à fait analogue, on compte à peine dans le côté gauche deux ou trois cellules ratatinées dans un tissu extrêmement dense et rouge, surtout au niveau antéro-externe. Nulle sclérose des cordons latéraux.

La région dorsale ayant été le siége de ramollissement traumatique n'a pas pu être examinée.

Région lombaire, partie supérieure du renflement. A l'œil nu, l'atrophie considérée dans toute l'étendue de la coupe n'est pas aussi apparente qu'à la région cervicale; les deux côtés ont à peu près le même développement. La substance grise envisagée séparément est dans le même cas; seulement au microscope on trouve cette substance privée de ses noyaux ganglionnaires.

Les points où se trouve cette atrophie présentent cependant un certain degré de condensation que le carmin fait apparaître sous la forme de petits îlots, sensiblement placés dans les points où l'on rencontre ordinairement les agglomérations cellulaires.

Il existe surtout au niveau du groupe médian antérieur un petit îlot parfaitement limité, affectant la forme ovoïde du côté opposé et ne contenant qu'une petite cellule. Il ne faudrait pas croire cependant que cet aspect se retrouve dans toute la moelle, car dans le groupe postéro-externe les cellules ont disparu sans qu'il existe une condensation très-manifeste de la substance grise.

La substance grise postérieure est saine, les cordons latéraux sont tout à fait exempts de sclérose. Les tubes qui réunissent les cellules aux racines antérieures n'ont rien de spécial. A la région lombaire, à la région dorsale, ils sembleraient sclérosés.

Région lombaire, partie moyenne du renflement. A l'œil nu, l'atrophie générale d'un côté est très-manifeste comme à la région cervicale. Elle porte également sur toutes les dimensions de la substance grise, dont la forme générale est conservée. Seulement les agrégats de cellules ne contiennent plus qu'un petit nombre d'éléments, plus ou moins diminués de volume dans tous leurs diamètres. La condensation scléreuse du tissu est surtout manifeste pour le noyau antéro-externe, qui constituera la partie la plus altérée de la corne, bien qu'elle contienne encore quelques cellules.

Il n'existe pas de sclérose des cordons latéraux.

Région lombaire. La partie inférieure du renflement, présente cette particularité curieuse que bien que les dimensions générales de la substance grise du côté gauche soient considérablement restreintes, ainsi que la substance blanche, cependant les noyaux ganglionnaires sont encore très-apparents et contienent des cellules pourvues de leurs prolongements, et dont le nombre n'est pas inférieur de beaucoup à celui du côté opposé. Tout au plus pourrait-on remarquer que le groupe antéro-externe offre quelques cellules de moins. Toujours pas de sclérose des cordons latéraux.

On constate que autour de l'épendyme il y aurait peut-être un léger épaississement. Mais il faut se souvenir que cet aspect se rencontre fréquemment dans les moelles d'individus parfaitement sains.

PATHOGÉNIE.

L'histoire de l'anatomie pathologique et de la pathogénie de la paralysie spinale infantile comporte trois phases principales. On fit d'abord de cette affection une maladie essentielle, suivant l'opinion de certains auteurs et en particulier de MM. Rilliet et Barthez. Pour M. Duchenne (de Boulogne), le cas unique qui leur servit de base n'était pas une paralysie atrophique de l'enfance et; même admis comme tel, ce fait ne prouverait rien, sinon qu'un examen insuffisant (1). D'autres auteurs attribuèrent à cette affection une origine périphérique, notamment en France, M. Bouchut, dont l'opinion s'établit sur un examen négatif de la moelle. Dans sa communication à la Société de biologie, M. Cornil termine en disant : « Aussi, bien que nous croyions que les organes périphériques, les muscles et les nerfs soient atteints les premiers, nous n'avons pas de preuves assez certaines pour entraîner la conviction. »

Ces deux opinions ont dû perdre dans l'estime de ceux qui les ont émises, depuis qu'un certain nombre d'observations auxquelles nous avons emprunté les détails précédents ont été publiées. Heine, Brunniche, Duchenne (de Boulogne), avaient admis théoriquement l'existence d'une lésion médullaire.

Cité par M. Laborde, Heine « avait imaginé que cette altération était constituée par une congestion suivie d'hydrorachis et finalement par une atrophie de la moelle. » Le professeur Vogt admettait une congestion, puis une irritation des centres nerveux, mais d'origine périphérique, d'ailleurs sans indiquer la lésion primitive.

M. Duchenne (de Boulogne), dans la deuxième édition de son *Traité d'électrisation*, p. 288, disait : « Dans presque toutes les lésions traumatiques de la moelle ou de ses enveloppes, qu'il m'a été donné d'observer chez l'adulte, les désordres musculaires symptomatiques de la lésion médullaire sont exactement les mêmes que ceux observés dans les paralysies atrophiques de l'enfance. Dans les unes et les autres, la paralysie marque le début de la maladie; puis

(1) Duchenne (de Boulogne). Electrisation localisée. 3e édition.

après un temps plus ou moins long, les muscles qui dépendent des points de la moelle les plus légèrement atteints recouvrent leurs mouvements volontaires et leur nutrition, tandis que ceux qui reçoivent leur influx nerveux des points plus profondément lésés, s'atrophient ou deviennent graisseux. Il est difficile de ne pas reconnaître dans des phénomènes aussi semblables, l'expression symptomatique d'une lésion analogue de la moelle. »

Ces hypothèses sur l'altération nerveuse centrale n'ont commencé à recevoir de confirmation partielle que par le fait de M. Prévost, présenté à la Société de biologie, en 1865. Mais si le fait anatomo-pathologique de l'atrophie pigmentaire y avait été signalé comme chose nouvelle, on n'émit aucune opinion sur son mode de genèse et d'évolution, et on ne fit pas davantage ressortir le lien véritable qui unit cette lésion centrale avec les troubles trophiques de la périphérie. Il faut arriver aux leçons professées à la Salpêtrière en 1868, par M. Charcot, pour trouver cette relation établie d'une façon explicite sur le rôle de l'atrophie des cellules des cornes antérieures, soit aiguë, soit chronique. Deux faits d'atrophie musculaire progressive, insérés aux *Archives de physiologie* pour 1869, donnèrent l'occasion de revenir sur ce sujet. Enfin vint le cas de Wilson, publié par MM. Charcot et Joffroy, dans les *Archives* de 1870. Les faits devinrent plus nombreux et successivement vinrent les observations de MM. Parrot et Joffroy, Vulpian, Roger et Damaschino, Michaud, Pierret. L'observation de M. P. Lucas-Championnière n'a pu être complétée (1), et celle de M. Lancereaux, que nous reproduisons, manque aussi de quelques détails comme on l'a vu. Les observations de M. le Dr Liouville, n'ont pas été encore publiées complètement.

Dans ces diverses publications, l'évolution du phénomène anatomo-pathologique a reçu une double interprétation au

(1) Hallopeau. Myélite chronique diffuse.

point de vue de son origine. Pour M. le professeur Charcot, il s'agit d'une myélite parenchymateuse frappant ainsi d'emblée les cellules motrices des cornes antérieures. Dans l'espèce, c'est une atrophie aiguë de ces corpuscules nerveux par opposition à l'atrophie chronique de ces mêmes cellules dans l'atrophie musculaire progressive; mais nous reviendrons plus loin sur ce point. M. Duchenne, de Boulogne (1), n'oubliant pas les principes qui l'ont toujours dirigé, ne saurait comprendre une altération parenchymateuse aiguë, sans lésion concomitante des vaisseaux. MM. Roger et Damaschino (2) ne voient, dans ce processus, qu'une myélite interstitielle, atteignant secondairement les cellules motrices. Voici d'ailleurs comment ils envisagent cette question : « En résumé, dans les points de la moelle les plus altérés, dans ceux qui correspondent aux muscles les plus malades, les plus atrophiés, on constate une lésion toujours la même qui *consiste essentiellement en un foyer de ramollissement*, lequel siége dans les cornes antérieures de la substance grise et coexiste avec l'atrophie des cellules de cette substance, etc. » Nous ferons observer que le foyer de ramollissement n'est pas une lésion essentielle comme le disent les auteurs dont nous citons ce passage en le soulignant, puisque les observations de paralysie infantile n'en font pas toutes mention.

Les préparations de M. Cornil, qui ont été examinées depuis par M. Duchenne, n'en offrent pas davantage. M. Prévost ne note aucun foyer. Le cas de Wilson, notamment ne montre qu'une atrophie de cellules, totale ou partielle, et « dans le point même où les cellules font défaut, le tissu de la névroglie n'offre pas d'altération appréciable; il est représenté par une substance translucide, finement grenue. » Sur d'autres préparations, « les cellules nerveuses

(1) Duchenne. 3e édition, p. 409.

(2) Roger et Damaschino. Gazette médicale, 1871, p. 480 et suiv.

ont disparu sans laisser de traces et la névroglie est sillonnée de tractus fibroïdes très-déliés, qui se croisent et s'entrecroisent dans toutes les directions de manière à constituer un lacis très-dense, qui laisse passer difficilement la lumière. »

La présence de tractus fibroïdes est la seule lésion constatée par MM. Charcot et Joffroy, outre l'atrophie des cellules. L'observation de MM. Parrot et Joffroy n'offre également aucune trace de foyer. Celle de M. le professeur Vulpian n'en montre pas davantage. Il y a cependant sur quelques coupes une raréfaction exagérée du tissu avoisinant les vaisseaux atteints. « On voit une zone plus ou moins large, plus transparente que le reste du tissu altéré. » Cette raréfaction ne peut être considérée comme un foyer. Cette distinction est faite dans les observations de MM. Roger et Damaschino, qui ne confondent pas ces deux lésions. Enfin l'observation de M. Gombault ne note rien autre chose que l'atrophie des corpuscules nerveux.

En somme, les lésions constantes ne consistent pas essentiellement en un foyer de ramollissement, ainsi que le démontrent les observations que nous venons de parcourir.

D'ailleurs l'existence de ces foyers auxquels MM. Roger et Damaschino attribuent une telle importance, n'est pas propre à la paralysie infantile spinale. Nous citerons MM. Charcot et Joffroy qui, après avoir noté les lésions inflammatoires de la substance grise, dans un cas d'atrophie musculaire progressive, ajoutent : « Ces altérations diverses se trouvent, ainsi que de petits foyers d'infiltration sanguine et de ramollissement rouge de la substance grise, assez fréquemment mentionnés dans les autopsies d'atrophie musculaire progressive, mais il n'est pas nécessaire d'insister pour montrer que, à part peut-être le cas où elles occupent la région des cornes antérieures, car ce point doit être réservé, elles ne sont nullement particulières à cette affection, et il ne nous serait pas difficile d'énumérer un certain nombre de faits dans lesquels l'autopsie a fait constater l'une ou l'autre de ces lésions, sans que, pendant la vie, il eût existé aucune trace d'atrophie progressive des muscles. La désagrégation granuleuse elle-même qui, à une certaine époque, a semblé devoir prendre une place prédominante dans l'histoire anatomo-pathologique de l'atrophie musculaire progressive, n'a pas, en réalité, la signification qu'on lui avait tout d'abord accordée. On sait, en effet aujourd'hui, qu'elle peut faire complètement défaut dans des cas où l'atrophie progressive des muscles est des plus prononcées, ainsi que le démontrent entre autres l'observation de Catherine A... et le fait rapporté par M. Hayem dans un des derniers numéros de ce recueil (1). D'autre part, on a pu l'observer maintes fois dans les cas pathologiques qui dans la règle ne s'accompagnent pas d'atrophies musculaires. Dans le tétanos, par exemple, dans la chorée, dans l'ataxie locomotrice, la paralysie générale progressive, dans la lèpre elle-même, suivant une observation du Dr Steudener » (2). M. Michaud (3) a trouvé de nouveau ces foyers dans le tétanos. Et M. le Dr Joffroy (4), dans sa thèse inaugurale, rappelant le cas de Catherine A..., auquel il est fait allusion dans la citation que nous venons de faire, rapporte des observations où il est fait mention de foyers inflammatoires considérables avec atrophie, quoique ces faits n'aient rien de commun, au point de vue clinique, avec la paralysie infantile spinale.

De ceci, il résulte, 1° que l'existence des foyers n'est pas constante dans la paralysie infantile aiguë ; 2° qu'elle n'est

(1) Hayem. Archives de physiologie, 1869, p. 263.
(2) Charcot et Joffroy, Archives physiol., 1869, p. 751.
(3) Michaud. Archives phys., 1871-72.
(4) Joffroy. Thèse de Paris, 1873.

pas propre à cette affection ni à l'atrophie musculaire en général ; 3° qu'on ne peut pas établir une relation nécessaire entre le foyer médullaire et les troubles trophiques : c'est là une question de siége des foyers et non de leur existence.

L'origine de ces foyers n'est pas toujours la même, comme il est facile de s'en assurer en lisant les descriptions des auteurs. Les foyers décrits par M. L. Clarke ne sont pas de même nature que ceux de MM. Roger et Damaschino. En effet, ceux-ci offrent une paroi épaissie, bien évidente, une sorte de poche kystique. M. L. Clarke, au contraire, note explicitement qu'il n'y a rien de semblable, quoique les foyers soient déjà anciens. D'ailleurs, l'interprétation des foyers de désagrégation granuleuse varie presque avec les auteurs qui les signalent.

Pour M. Clarke, c'est, comme on l'a vu à l'anatomie pathologique, la dissolution, la fonte du tissu (parenchyme et névroglie) au voisinage des vaisseaux avec un exsudat qui amène la formation de ces foyers à bords nets et sans paroi (1). M. Michaud (2), qui a rencontré ces foyers dans quelques cas de tétanos, n'admet pas ce mode d'évolution. « Nous ignorons, dit-il, si dans certains cas les foyers de substance amorphe, sur lesquels nous appelons l'attention se forment en réalité d'après ce mécanisme. Mais, pour ce qui concerne le tétanos, nous inclinons à croire que leur présence dépend d'un processus différent. Si l'on examine, en effet, ces foyers dans la substance blanche où leur étude est plus facile en raison de la texture plus simple des parties, on peut, en quelque sorte, surprendre le mécanisme de leur formation et l'on constate nettement qu'ils ne sont autre chose que le résultat d'une exsudation de plasma hors des parois vasculaires. » M. Hallopeau pense également que la désagrégation granuleuse ne serait pas toujours non

(1) V. Anatomie pathologique.
(2) Archives phys., 1871-72.

plus le mode de genèse de ces foyers. Dans un de ces cas « il était manifeste que la perte de la substance avait eu pour cause une véritable atrophie du tissu morbide » (1).

Plus loin cet auteur ajoute : « On pourrait invoquer encore pour expliquer la production de certaines lacunes; le mécanisme de la nécrobiose par oblitération vasculaire. Cependant il n'est pas prouvé jusqu'ici que les ramollissements de la moelle reconnaissent jamais cette origine. »

Telles sont les divergences d'opinions qui se sont produites à propos de foyers découverts par M. L. Clarke. Les foyers de ramollissement qu'ont signalés MM. Roger et Damaschino dans la paralysie spinale aiguë chez l'enfant sont, du reste, une des phases ordinaires du processus inflammatoire qui peut aboutir à la résorption après avoir débuté par le gonflement du tissu enflammé. A cette première période, on sait que le calibre des vaisseaux gorgés de sang devient plus considérable. Mais cette hyperémie, d'intensité variable, n'est pas admise par tous les auteurs comme un fait primordial. L'irritation cellulaire joue un certain rôle comme point de départ. Quoi qu'il en soit, au lieu qu'occupent ces foyers de ramolissement rouge se fait bientôt un exsudat inflammatoire dont la quantité variable cause ainsi tous les degrés de diminution de consistance de la moelle. Etant inflammatoire, cet exsudat n'est pas une simple exhalation du contenu vasculaire, il peut être albumineux ou fibrino-albumineux. Ce qu'il y a de sûr, c'est qu'en comprimant, séparant, dissociant les éléments nerveux il en détermine la mort. Pendant ce temps, se manifestent les phénomènes cellulaires de la névroglie dont les corpuscules se gonflent, puis se multiplient, sans arriver à donner du pus, mais ces nouvelles cellules subissent sur place la régression graisseuse et constituent les corpuscules

1) Hallopeau. Myélites chroniques diffuses. Arch. gén. de méd., 1872.

granuleux à noyaux, se distinguant ainsi des amas de myéline dissociée et granulo-graisseux.

C'est là, en deux mots, le processus qui dans certains cas a amené des hémorrhagies médullaires dans deux observations citées plus haut, pour ne parler que de ce qui a rapport à la paralysie infantile, l'une de Clifford Allbutt (1), l'autre de M. Hayem (2). Cet auteur, adoptant l'opinion de M. Charcot sur ce sujet, pense que l'hémorrhagie dans ces deux faits est une manifestation de la myélite, surtout pour le sien où la substance grise était infiltrée de pigment hématique. Ce n'était pas une hématomyélie primitive mais bien une hématomyélite.

Continuant d'établir leur théorie, MM. Roger et Damaschino ajoutent : « Dans les trois cas dont nous avons donné l'observation complète, nous avons vu et démontré que la moelle est le siége, non pas seulement d'une atrophie des cellules, mais encore de lésions profondes, complexes amenant en certains points la destruction presque entière de la majeure partie de la corne antérieure, sur une hauteur de plusieurs centimètres, les cellules ne sont pas seules altérées, les tubes nerveux qui traversent la substance grise sont eux-mêmes malades, atrophiés. »

Nous avons déjà constaté que l'existence des foyers n'était pas essentielle dans la lésion médullaire de la paralysie spinale aiguë, et que cette manifestation inflammatoire existait toujours, concurremment avec l'altération des cellules motrices, altération qui, comme le montre l'étude des faits, est constante, et se montre isolée, sans foyer, même parfois sans lésions inflammatoires interstitielles. (Charcot et Joffroy, Gombault.)

L'altération des tubes nerveux qui traversent la substance grise étant le fait de la lésion de la substance grise, ne joue

(1) V. Anat. path. Obs. Allbutt.
(2) Hayem. Hémorrhagies intra-rachidiennes, 1872.

ici qu'un rôle secondaire, quoique dans d'autres affections on ait vu l'atrophie de ces tubes déterminer des accidents trophiques consécutifs.

MM. Roger et Damaschino ajoutent : « Nous ne saurions conséquemment admettre qu'il y ait altération primitive atrophique des cellules nerveuses, parce que cette atrophie nous ne l'avons jamais observée isolément, parce que là où elle existait, même peu prononcée, nous constations concurremment une lésion de la substance grise et des vaisseaux, et que nulle part l'atrophie cellulaire n'était plus accusée, plus complète, que dans les points où cette lésion atteignait son plus grand développement et où il existait en définitive un ramollissement de la substance grise. En conséquence, sans refuser à l'altération des cellules spinales une grande importance pathogénique au point de vue de l'atrophie musculaire, nous ne pouvons voir dans la lésion de la moelle une affection primitive de ces cellules comme l'admettait M. Charcot, après avoir observé sur de vieilles femmes atteintes de paralysie dans leur enfance. »

Comme on peut le voir, le procédé est bien simple, et son emploi, d'ailleurs facile, mettrait promptement terme à toute discussion. Nous croyons que, si en la généralisant, l'on élevait à la hauteur d'une méthode cette façon d'envisager les travaux dont les tendances diffèrent de celles qu'on peut avoir soi-même, on en aurait bientôt fini avec les progrès de l'observation scientifique. En définitive, la seule bonne raison de MM. Roger et Damaschino pour nier l'altération primitive de la cellule motrice, c'est de n'avoir pas eu le fait sous les yeux. Les quatre observations de ces auteurs ne seront pas, il est probable, les seules manifestations de la paralysie infantile à ce point de vue, et il pourrait bien arriver qu'un fait leur donnât l'occasion de constater par eux-mêmes l'altération cellulaire tellement isolée, tellement nette, que le fait s'imposât nécessairement et vînt ainsi, par sa seule présence, renverser leur plus solide argument.

Et d'ailleurs, est-il bien vrai qu'il faille toujours voir l'atrophie cellulaire isolée pour l'admettre comme protopathique? Est-ce qu'une disparition complète des cellules bien constatée, ou une atrophie partielle de ces éléments, coïncidant avec une lésion de la névroglie d'une moindre intensité évidente, ne suffirait pas pour considérer cette disparition totale ou partielle comme primitive?

Mais voici le fait : en examinant une première coupe transversale faite à un centimètre au-dessus du *filum terminale*; « au microscrope, on trouve infiltrés dans la substance grise des cornes motrices quelques rares corps granuleux (surtout à gauche); les noyaux de la névroglie sont partout plus abondants qu'à l'état normal. Enfin les tubes nerveux sont tous atrophiés, offrent l'aspect de minces filaments et sont, surtout du côté le plus atteint, à peu près dépouillés de leur enveloppe de myéline : on ne rencontre aucune cellule nerveuse. » Et plus loin (obs. III, région dorsale, partie inférieure), on trouve encore que « l'examen à l'œil nu ne fait constater aucune lésion, mais au microscope on rencontre encore dans la corne antérieure droite, vers son milieu, un amas de corps granuleux rassemblés autour d'une artériole dont la gaîne est elle-même remplie de ces mêmes corps. Dans le reste de cette corne, les vaisseaux un peu volumineux sont le siége des altérations déjà décrites. La corne antérieure gauche ne présente que des altérations vasculaires. A peine çà et là quelques corps granuleux libres, des deux côtés hyperplasie des éléments nucléaires. Quant aux cellules nerveuses, elles sont tout à fait atrophiées à droite, où l'on n'en trouve à peine sur chaque coupe une ou deux dont les dimensions soient à peu près normales; à gauche atrophie moindre, surtout pour le groupe antéro-interne. » C'est ainsi que s'expriment MM. Roger et Damaschino, p. 506 et 577 de leur Mémoire; le fait est donc indiscutable. On conçoit difficilement dans ce cas que la myélite interstitielle primitive qui a tant fait pour les cellules, puisqu'on n'en trouve plus aucune, ou peu s'en faut, ait été si peu active à l'égard des vaisseaux qui sont sains dans un des cas, puisqu'on ne les mentionne pas, et n'ait produit que quelques rares corps granuleux dans le premier fait et un amas autour d'un vaisseau dans le second cas, avec des noyaux plus abondants de la névroglie. Ceci montre que l'altération interstitielle n'est pas toujours en raison de la lésion parenchymateuse, contrairement à ce qui devrait avoir lieu, suivant l'interprétation de MM. Roger et Damaschino. Quant aux lésions vasculaires, elles n'accompagnent pas toujours les lésions de la substance grise et des cellules, comme le montre ce fait que nous venons de citer, quoiqu'en disent ces auteurs; et l'atrophie cellulaire peut être indépendante de l'état des vaisseaux. Ceci est du reste prouvé par l'observation de Wilson; et dans la relation de leur fait de paralysie infantile spéciale, MM. Parrot et Joffroy disent : « Les lésions vasculaires dont la nature inflammatoire ne saurait être contestée sont, nous l'avons vu, très-irrégulièrement distribuées. On les observe dans des points où les cellules nerveuses sont à peine lésées et d'autre part elles n'existent pas nécessairement dans tous les points où celles-ci ont subi une altération profonde. » L'examen de l'observation publiée par M. Gombault en est encore une preuve manifeste. La chose est donc bien nette sans aller chercher plus loin d'autres détails dans les différentes observations.

La dernière objection de MM. Roger et Damaschino, consiste à ne pas donner aux faits de M. le professeur Charcot la même valeur qu'à leurs propres observations, parce que les faits de la Salpêtrière ont été constatés sur de vieilles femmes. C'est une considération qui tombe d'elle-même devant l'observation (d'un enfant de 3 ans atteint de paralysie infantile) due à MM. Parrot et Joffroy, et dont nous avons invoqué souvent l'autorité.

Un dernier détail relatif aux procédés d'examen histologique dans le fait de MM. Parrot et Joffroy. « Il est regrettable que l'étude de la moelle ait été faite à l'aide de coupes minces, colorées par le carmin et éclaircies par l'essence de térébenthine. Ce genre de préparations en faisant disparaître les corps granuleux, a l'inconvénient de rendre moins distinctes les lésions vasculaires et surtout les particularités des foyers de ramollissement. » Il est certain cependant que ce mode de préparation, qui est classique, n'a pas empêché certains auteurs de voir les corps granuleux qui sont notés par MM. Parrot et Joffroy. Quant aux lésions vasculaires, elles sont citées presque constamment dans les observations avec les mêmes détails que donnent MM. Roger et Damaschino.

D'ailleurs, en présence de l'affirmation de ces auteurs, nous nous contenterons de rappeler l'opinion et le mode de faire de M. le professeur Vulpian : « Sur des tranches minces, enlevées dans les diverses parties de la moelle qui viennent d'être énumérées, tranches colorées par le carmin et rendues transparentes par l'action successive de l'alcool absolu et de l'essence de térébenthine, puis conservées dans le baume du Canada, on a pu étudier en détail les modifications subies par cette portion des centres nerveux. » Et plus loin : « Je tiens à faire remarquer en terminant que l'examen de la moelle épinière, fait avec la plus grande attention, lorsque cette partie des centres nerveux venait d'être enlevée, à l'état frais par conséquent, n'avait révélé aucune modification nettement reconnaissable, et que si elle n'avait pas été étudiée plus tard après macération dans l'acide chromique, et à l'aide de procédés actuellement en usage, l'altération profonde qu'on y a trouvée aurait passé tout à fait inaperçue. »

Nous sommes maintenant en présence de la seconde opinion, émise depuis 1868 par M. le professeur Charcot dans ses leçons à la Salpêtrière, que l'*atrophie cellulaire est constante, que la lésion primitive naît dans la cellule.*

Il y a deux choses distinctes à considérer : 1° L'*atrophie des cellules motrices des cornes antérieures est un fait constant.* C'est en effet ce que permet d'affirmer l'examen des faits observés à la Salpêtrière; celui de MM. Parrot et Joffroy, ceux de MM. Roger et Damaschino, Lancereaux et Pierret, celui de M. Z. Johnson et L. Clarke, enfin ceux de M. Gombault, de M. le Dr Liouville. En un mot, tous les faits où l'examen histologique du système nerveux a été fait avec toute l'exactitude nécessaire, montrent constamment l'atrophie pigmentaire des cellules motrices. Il y a loin de là à l'appréciation de MM. Roger et Damaschino qui accordent bien à l'atrophie cellulaire « une grande importance pathogénique au point de vue de l'atrophie musculaire, » mais dont les foyers restent malgré tout la lésion essentielle. Que les cellules aient disparu, emportées par le processus inflammatoire, ou qu'elles persistent sous la forme d'un corps opaque, globuleux, hérissé de prolongements, l'atrophie constante est indiscutable quelle que soit la théorie qu'on adopte. Comme le fait remarquer M. Charcot, « ces faits nouveaux joints aux faits anciens constituent incontestablement un ensemble assez important, si l'on considère surtout que jusqu'à ce jour il n'a été relaté aucun cas contradictoire de quelque valeur. Les cas qui nous ont été opposés datant tous d'une époque où les procédés d'investigation appliqués à l'étude anatomique de la moelle n'avaient pas atteint le degré de perfection qu'ils possèdent aujourd'hui, et d'ailleurs aucun de ces faits ne porte ce caractère de précision qu'on est en droit d'exiger actuellement dans les observations de ce genre. » Il nous semble inutile d'insister davantage sur ce fait que l'atrophie des cellules est constante.

2° L'*altération de la cellule nerveuse motrice est le point de départ du processus, c'est la lésion primitive.* Les arguments à l'appui de cette opinion ont été émis dans différentes publications de M. le professeur Charcot, répandues dans les archives de physiologie et dans ses leçons professées à la Salpêtrière à diverses époques. Nous rappellerons sommairement les arguments dont s'étaye la théorie de l'atrophie cellulaire primitive. Leur importance jointe à l'autorité scientifique de M. le professeur Charcot qui les a émis le premier, nous a fait hésiter avant d'entreprendre cette sorte de révision des faits. Mais il nous a semblé, après l'étude des différentes observations, que tous les cas ne rentraient peut-être pas dans ces limites si nettes, si accentuées.

La localisation de la myélite aux cornes antérieures et même à un groupe cellulaire comme on la rencontre dans les observations de MM. Charcot et Joffroy, de M. Gombault est un fait digne d'attention. Comment, en effet, comprendre que cette myélite reste limitée à ce petit espace de la substance grise si c'est la névroglie qui est le point de départ de la myélite? Comment, enfin, expliquer les faits où l'altération interstitielle étant à peine accusée on trouve un désordre considérable n'atteignant parfois que quelques corpuscules nouveaux?

Nous remarquerons d'abord que la localisation de la myélite aux cornes antérieures a bien quelque fondement dans la vascularité excessive de cette partie de la moelle, où l'enchevêtrement des vaisseaux est beaucoup plus considérable que dans les cordons latéraux et postérieurs. Cette disposition anatomique doit bien avoir quelque influence sur la manifestation du phénomène inflammatoire.

Il y a lieu ensuite de considérer les faits où l'atrophie cellulaire a été la seule lésion constatée. L'observation de Wilson (en grande partie) publiée par MM. Charcot et Joffroy, et celle de M. Gombault sont des types sous ce rapport. Voici un passage, déjà cité, de MM. Charcot et Joffroy, où ces auteurs montrent qu'il n'y a qu'une atrophie des cellules partielle ou totale et « dans le point même où les cellules font défaut, le tissu de la névroglie n'offre pas d'altération appréciable, il est représenté par une substance translucide, finement grenue. » M. Gombault n'est pas moins explicite comme on l'a pu voir à l'anatomie pathologique. Le fait est donc bien net, l'atrophie cellulaire existe seule dans certaines préparations et ce n'est pas en niant la valeur de l'observation clinique et passant outre, comme certains auteurs, qu'on résoudra la question. C'est là, dans ces circonstances, qu'il convient d'invoquer la théorie de l'altération protopathique des cellules motrices. C'est alors que rien ne subsistant plus de l'altération du début, que la disparition partielle ou complète des cellules, qu'il est nécessaire pour donner au fait sa raison d'être, de l'interpréter dans le sens indiqué par M. Charcot. On ne peut invoquer que l'altération interstitielle ait été primitive puisque n'existant pas, ou n'étant pas appréciable, ce qui est tout un, le corpuscule nerveux a subi des désordres dont la gravité dépasse de bien loin la myélite interstitielle. Le point de départ de l'altération anatomique sera donc pour nous, dans l'espèce, l'inflammation parenchymateuse d'emblée avec les caractères spéciaux propres à cette sorte d'inflammation, c'est-à-dire le gonflement puis la destruction partielle ou même totale de l'élément noble. Ce fait est du reste constaté pour d'autres tissusque pour le parenchyme de la moelle, ainsi que le constate M. Dujardin-Beaumetz (1). M. le professeur Charcot a publié au sujet de ce processus inflammatoire des cellules et des tubes nerveux, une note très-étendue où il rappelle les observations de Frommann et de Müller à ce sujet. « L'altération dont il s'agit paraît être, on le voit, avec quelques variantes, communes aux formes aiguës, subaiguës et chroniques primitives de l'inflammation de la moelle épinière. Quelle est

(1) Dujardin-Beaumetz. Thèse d'agrégation, 1872.

la signification de cette altération ? Elle doit, si je ne me trompe, être rapprochée du gonflement que présentent fréquemment divers éléments anatomiques, les cellules épithéliales glandulaires, les capsules des cartilages par exemple, sous l'influence de certaines irritations. » (1). Ceci s'applique particulièrement aux tubes nerveux dont la myéline est désagrégée déjà à ce moment de l'altération, et M. Charcot ajoute plus loin : « Il n'est guère douteux que les cellules nerveuses tuméfiées puissent éprouver, elles aussi, une atrophie consécutive correspondant à cette désagrégation des cylindres d'axe. » Cette altération qui peut exister primitivement pour les tubes nerveux, comme l'admettent MM. Charcot et Vulpian, peut être également protopathiqne pour la cellule nerveuse comme le démontre en effet M. Charcot.

Si nous envisageons, maintenant, les cas où l'altération cellulaire étant très-prononcée ou même complète (disparition de la cellule motrice), la névroglie n'offre qu'une prolifération de noyaux, quelques rares corps granuleux et une légère altération vasculaire, comme l'ont vu MM. Roger et Damaschino (p. 506 et 577); nous admettons également pour les faits de cette catégorie, comme pour la précédente, que la myélite parenchymateuse est primitive. Nulle autre interprétation du fait ne nous semble, en effet, acceptable dans les conditions indiquées. L'examen du fait anatomique conduit nécessairement à ce résultat. « Dans d'autres régions, dit M. le professeur Charcot, les lésions de la névroglie pourront se montrer beaucoup plus accusées vers les parties centrales d'un agrégat de cellules nerveuses, que dans les parties périphériques ; beaucoup plus accentuées également au voisinage immédiat des cellules que dans les intervalles qui les séparent, de telle sorte que ces dernières paraissent autant de centres ou de foyers, d'où le processus morbide aurait

(1) Charcot. Archives de phys., 1871-72, n° 1.

rayonné, à une certaine époque, dans toutes les directions» (1).

Le processus aura donc détruit en tout ou en partie le corpuscule nerveux avant d'envahir le tissu interstitiel dont les lésions seront alors moindres que celles du parenchyme.

Restent les faits, où l'altération parenchymateuse étant nette, où la cellule nerveuse louche, globuleuse, déformée a survécu à la poussée inflammatoire du début, tandis que la névroglie, atteinte dans toutes ses parties, ne subsiste plus que sous la forme d'une masse ramollie, infiltrée, envahie par les corps granuleux, qu'enfin les vaisseaux altérés jusqu'à leur tunique moyenne, offrent tous les signes d'une irritation formative caractérisée par une prolifération considérable de noyaux dans leur gaîne lymphatique et en outre une abondance excessive de corps granuleux. Voici d'ailleurs la description de deux foyers que donne MM. Roger et Damaschino (obs. 2, p. 507). Des coupes faites à la partie inférieure du renflement lombaire font voir, à l'œil nu, une lésion bilatérale plus accentuée à gauche où la région postéro-externe est occupée par un foyer allongé obliquement d'avant en arrière, ayant 2 millimètres de long et 1 à peine de largeur. A droite, le foyer moins considérable occupe le centre de la corne antérieure.« Dans ces deux points, le tissu est constitué par un fin réticulum de fibrilles ténues, au milieu desquelles on trouve emprisonnés des noyaux conjonctifs et des corps granuleux; les vaisseaux très-nombreux, à mailles étroites, offrent les lésions déjà décrites plus haut. L'accumulation des corps granuleux est telle que la paroi de la gaîne lymphatique est en certains points distante de 0,095 de la paroi vasculaire. L'atrophie des cellules est extrême à gauche, à peine en retrouve-t-on quelques-unes (et diminuées d'un tiers environ de leur volume) dans la partie antérieure de la corne grise; les cellules postérieures ont à peu près disparu, et cepen-

(1) Charcot. Leçons, 1870.

dant, sur une des préparations, on en retrouve encore une (très-atrophiée toutefois) au centre même du ramollissement. » Et ailleurs (obs. 3), sur une coupe à la partie inférieure du renflement lombaire, « au microscope, et à l'aide d'un faible grossissement, on observe dans la corne antérieure droite, au niveau de sa partie postéro-externe, un foyer de ramollissement où le tissu spinal se colore difficilement par la solution carminée ; cette coloration incomplète est d'autant plus frappante que la couche ambiante prend une teinte plus forte que les tissus sains. Au microscope, on rencontre un grand nombre de corps granuleux et de noyaux au milieu d'un réticulum à fibrilles ténues ; le réseau vasculaire est très-visible, et la gaîne lymphatique est distendue par d'abondants corps granuleux ; des éléments nucléaires, tout à fait identiques avec ceux que l'on rencontre dans le foyer de ramollissement, sont accolés à la tunique adventice des artérioles. Les cellules nerveuses du groupe postéro-externe sont presque toutes atrophiées ; beaucoup ne sont visibles qu'à l'aide d'un fort grossissement et surtout après coloration par le carmin ; les cellules des autres groupes sont beaucoup moins atteintes et la plupart sont normales. »

Cette inégalité de lésions entre le parenchyme nerveux et le tissu interstitiel nous semblerait passible d'une autre interprétation que les faits précédents. On ne voit pas bien, en effet, pourquoi la myélite qui aurait débuté par le groupe cellulaire, aurait eu des ménagements pour l'organe atteint par la première manifestation inflammatoire, tandis que la névroglie, touchée secondairement, en aurai subi plus vivement l'atteinte. Pourrait-on admettre que le processus destructeur aurait été plus rapidement extensif pour la névroglie que pour le corpuscule nerveux? Ce ne serait qu'une supposition. On pourrait peut-être l'appuyer sur certains faits expérimenteux où il a été demontré que la cellule nerveuse résistait davantage aux irritations expérimentales que la névroglie (Poumeau, Bouchard, Hayem), au moins pour ce qui regarde le cerveau. Une chose certaine, c'est que l'extension de l'inflammation du parenchyme au tissu interstitiel, ou inversement de la névroglie au corpuscule nerveux ne se manifeste pas toujours de la même façon; cette extension semblerait dépendre en partie du mode inflammatoire qui est en jeu. Ainsi dans l'atrophie musculaire progressive où l'atrophie cellulaire protopathique s'effectue sur le mode chronique, le processus inflammatoire peut s'éteindre dans la cellure nerveuse. De même, dans la myélite interstitielle chronique l'extension au parenchyme est rare, et de fait on ne trouve pas souvent l'atrophie musculaire dans la sclérose en plaques. Qu'on envisage maintenant le mode inflammatoire aigu, on verra également que, si dans certains cas de paralysie spinale aiguë, l'inflammation peut se limiter au parenchyme, il n'en est pas moins vrai que les différentes formes de myélite aiguë qui sortent du cadre de cette paralysie déterminent également avec une rapidité extrême des troubles trophiques considérables. Or, dans ces derniers cas on n'invoque pas l'altération parenchymateuse comme primitive.

Pour expliquer cette situation, nous croyons qu'on pourrait lui appliquer plus justement cette réflexion de M. Dujardin-Beaumetz : « Il faut reconnaître que si l'inflammation primitive des cellules est probable, la névroglie doit s'enflammer aussi très-rapidement et peut-être même ce processus irritatif débute-t-il en même temps dans la cellule et dans la névroglie. » — Cette timide interprétation du phénomène primitif dans les circonstances que nous avons précisées, nous semble donc une idée plus nette de la situation. C'est une opinion que nous n'admettrions toutefois que pour les faits bien déterminés ci-dessus.

(1) Dujardin-Beaumetz. Thèse d'agrégation, 1872.

Comment expliquer maintenant que la myélite envahissant le parenchyme et le tissu interstitiel simultanément ce dernier ne soit atteint que dans l'aire des cornes antérieures alors qu'une même structure et les mêmes propriétés anatomiques devraient donner toute latitude à l'inflammation pour envahir toute la névroglie? C'est là encore un argument dont la valeur est incontestable. Mais ne pourrait-on pas trouver dans certaines affections de la moelle, sinon une explication, au moins un fait anatomo-pathologique analogue à opposer à cette manière de voir? Pourquoi, en effet, dans la sclérose en plaques disséminées, dont les différentes formes ont été distinguées par MM. Charcot et Vulpian, pourquoi, dans ce cas où la myélite primitive est interstitielle, la sclérose se borne-t-elle à atteindre çà et là de petites portions de la névroglie et n'envahit-elle pas tout le tissu conjonctif de la moelle? Dans ce cas, la myélite interstitielle se limite bien d'elle-même et ne dépasse pas certain rayon même dans sa forme la plus généralisée, cérébro-spinale. Bien entendu, nous n'avançons pas ce fait contre les cas où la lésion cellulaire protopathique est aussi nette que dans les cas de Wilson et Colette L., mais seulement pour essayer de montrer que la dernière catégorie de faits que nous avons établie, pourrait ainsi s'appuyer sur des cas analogues, et qu'il y aurait peut-être deux formes pathogéniques de la paralysie spinale aiguë. Les conditions du phénomène pourraient bien ne pas être les mêmes dans toutes ses manifestations, Du reste, ils ne sont pas rares en pathologie, les faits qui semblent irréguliers, capricieux jusqu'au jour où l'on vient à découvrir les règles suivant lesquelles se manifeste le processus, sans oublier, toutefois, que les cadres classiques ne peuvent tout comprendre. Dans cette dernière catégorie de faits que nous avons en vue, là ou la lésion interstitielle est bien plus accentuée, où la destruction de la névroglie a été plus complète que l'atrophie cellulaire nous pensons que la fonction du corpuscule nerveux n'a pas dirigé l'altération anatomique comme dans certains faits de scléroses des cordons médullaires, signalés par M. le professeur Vulpian, où l'altération des tubes nerveux est primitive. Et de même que la myélite des cordons médullaires n'est pas toujours parenchymateuse d'emblée, de même la myélite localisée aux cornes antérieures et parenchymateuse souffre peut-être quelques exceptions.

Quant à la sclérose des cordons antéro-latéraux, de l'aveu de tous les auteurs elle est secondaire (quand elle existe) l'interprétation est donc hors de conteste.

En résumé, nous distinguons trois sortes de faits dans la paralysie spinale aiguë; les uns où l'atrophie cellulaire est isolée, les autres où elle s'accompagne d'une altération bien nette de la névroglie mais relativement moindre que celle des cellules. La dernière catégorie comprend les cas où la lésion interstitielle est incomparablement plus avancée que l'atrophie cellulaire. Pour les deux premiers ordres de faits, nous admettrons que l'atrophie aiguë des cellules motrices est protopathique. Pour le dernier, nous inclinons à penser qu'il y a lieu de faire quelque restriction et d'admettre que la myélite a été généralisée dès son début, envahissant d'emblée et le parenchyme et le tissu interstitiel.

Cette tentative d'intervention entre les deux théories qui se partagent la pathogénie de l'atrophie aiguë des cellules motrices ne s'appliquent donc pas aux cas types, mais aux faits particuliers que nous avons spécifiés.

Dans tous les cas, le fait capital reste toujours l'atrophie aiguë des cellules motrices. Le rhythme du processe s plus rapide ici que dans la paralysie ascendante aiguë (paralysie générale spinale antérieure subaiguë de M. Duchenne) et surtout que dans l'atrophie musculaire progressive, mais la succession des phénomènes anatomo-pathologique cellulaire et sa localisation sont les mêmes. C'est un fait d'une très-grande importance comme le font remarquer MM. Charcot et Duchenne (de Boulogne).

PHYSIOLOGIE PATHOLOGIQUE..

La relation existant entre les troubles trophiques de la périphérie et les lésions centrales est démontrée suffisamment par la lecture des observations publiées jusqu'à ce jour. Les auteurs font tous remarquer actuellement que les lésions médullaires siégent toujours à un niveau tel, qu'on peut y voir le point de départ des nerfs rachidiens antérieurs se distribuant aux parties atrophiées. Cette remarque n'a pas été faite dès le début, puisqu'on ignorait la lésion centrale. Elle remonte aux auteurs qui ont les premiers trouvé la véritable altération anatomo-pathologique de l'affection qui nous occupe et en ont donné l'interprétation exacte, attribuant à la disposition des cellules motrices les troubles trophiques que nous connaissons (Charcot).

En physiologie pathologique l'interprétation de l'accident initial de la paralysie spinale antérieure aiguë diffère avec la théorie. Dans l'hypothèse de MM. Roger et Damaschino, qui est celle aussi de M. Duchenne, c'est une congestion intense qui rendrait raison de la paralysie subite. « A ce moment presque toute la moelle est atteinte par le processus morbide et la preuve de la dissémination initiale de la phlegmasie, nous la trouvons dans les lésions vasculaires, dans les atrophies des cellules, également disséminées, quoiqu'à des degrés divers dans une grande étendue de la moelle. »

La preuve de la congestion initiale ne se trouve pas quoiqu'en disent ces auteurs, dans une égale dissémination

(1) Charcot. Leçons professées à la Salpêtrière.

des lésions vasculaires et de l'atrophie des cellules, puisque, comme nous l'avons vu, la gravité des lésions ne concorde pas toujours entre elles, loin de là (Charcot et Joffroy, Parrot et Joffroy. Gombault). Cependant, cette congestion, contemporaine de l'inflammation du corpuscule nerveux, pourrait peut-être jouer un certain rôle dans les faits, où l'apparition de la paralysie n'est pas aussi subite que dans les faits réguliers, où l'intensité paralytique atteint d'emblée son maximum. Or, les premiers cas sont assez nombreux pour qu'on cherche une explication à leur usage. On pourra objecter qu'admettant pour la paralysie ascendante aiguë le même mode pathogénique que pour la paralysie spinale aiguë, et que dans celle-là la marche de l'affection étant caractérisée par un envahissement lent et continu en général, la congestion serait plutôt le fait primitif de cette dernière affection que l'atrophie cellulaire que nous avons indiquée. La confirmation anatomique de notre opinion n'existe pas en effet pour la paralysie ascendante aiguë (fait de M. Kiëner) ; mais on la trouve, croyons-nous, pour la paralysie spinale aiguë. Ce sont précisément ces faits où l'altération cellulaire est moins prononcée que la myélite interstitielle. Dans ces cas là, nous admettons volontiers que le point de départ du processus a été constitué par une poussée inflammatoire qui, atteignant d'abord le tissu interstitiel envahit ensuite les corpuscules nerveux. Ceci cadrerait avec cette marche lente, puis stationnaire, et enfin définitivement agressive de certains faits.

Est-ce que la disparition, parfois rapide, des accidents paralytiques s'explique mieux que la théorie de la congestion, comme le prétendent MM. Roger et Damaschino? Nous croyons que cet argument n'est pas d'une bien grande valeur et que la théorie de l'atrophie cellulaire primitive interprète, tout aussi bien que la congestion, cette disparition des accidents primitifs. C'est alors que la lésion cellulaire étant peu accentuée, disparait peu à peu à un moment donné, laissant la cellule reprendre lentement ses propriétés et ses fonctions anatomiques et physiologiques. Voici comment M. Charcot et Joffroy s'expriment à ce sujet; après avoir dit que les arguments pathogéniques de l'atrophie musculaire progressive peuvent s'appliquer à la paralysie infantile spinale, ils ajoutent : « seulement, dans ce dernier cas, le mode pathogénique serait un peu différent; il ne s'agit plus ici uniquement d'un processus d'irritation lente qui occupe les cellules nerveuses une à une et les désorganise d'une façon progressive; celles-ci sont envahies tout-à-coup, en grand nombre simultanément, et elles perdent tout d'abord leurs fonctions motrices. Quelques-unes de ces cellules, moins profondément atteintes que les autres, récupèrent bientôt leurs fonctions, et cette phase répond à l'amendement des symptômes, qui se produit toujours à une certaine époque de la maladie. Mais beaucoup d'entre elles restent définitivement compromises: l'irritation dont elles sont le siége se transmet à un moment donné par la voie des nerfs jusqu'aux muscles paralysés et c'est alors que ceux-ci subissent des lésions atrophiques plus ou moins profondes. »

La phase secondaire d'amendement, et parfois de disparition de symptômes paralytiques, correspond évidemment. comme le montrent MM. Charcot et Joffroy à certaines modifications anatomiques du parenchyme. Pour certains auteurs l'hypothèse d'une congestion semble toute naturelle, nécessaire même; parle-t-on au contraire, d'une altération parenchymateuse, le fait paraît tellement étrange, qu'on se décide à passer outre sans scrupule, malgré l'autorité des observateurs.

(1) Charcot et Joffroy. Paralysie infantile spinale. In Archives physiol., 1870.

Quant aux troubles trophiques de la périphérie, ils seraient de nature irritative, dans une certaine mesure, car on a vu que les fibrilles musculaires altérées n'offraient pas toujours les caractères de prolifération nucléaire ou conjonctive fibrillaire que réclame cette interprétation. L'atrophie simple ou granuleuse qu'on a constatée ne rentre pas dans cette catégorie, non plus que la dégénération granulo-graisseuse. Du reste dans l'atrophie musculaire progressive où le processus est le même, à ce point de vue, on ne trouve pas davantage dans tous les muscles altérés la multiplication des noyaux du myolemme. Il y a donc lieu de faire une réserve. Quoiqu'il en soit, une partie notable des altérations musculaires rentre dans la catégorie des lésions actives que la théorie de M. Brown-Séquard (1) rappelée par M. Charcot (2), explique par l'action inflammatoire des centres nerveux. « Si les lésions qui ont pour résultat d'anéantir ou de suspendre l'action du système nerveux, n'ont pas le pouvoir de faire naître dans les régions éloignées d'autres troubles de la nutrition que ceux dépendant de l'inactivité prolongée, il n'en est pas de même des lésions qui déterminent, soit dans les nerfs, soit dans les centres nerveux, une exaltation de leurs propriétés, une irritation, une inflammation. » Ces lésions sont dites actives par opposition à celles que détermine la suppression de l'action nerveuse et qu'on appelle passives.

Dans ces derniers temps on a tenté diverses expériences sur les animaux et on a pu constater l'apparition rapide d'atrophies musculaires, qui correspondaient aux régions de la moelle atteintes par l'expérimentation. Cependant on n'a pas toujours constaté cette action morbide du système nerveux. M. Joffroy a fait une communication à la Société

(1) Brown-Séquard. Journal de physiologie, t. II, 1859.
(2) Charcot. Leçons à la Salpêtrière. Paris, 1872.

de biologie (1) sur deux *lésions de la moelle épinière chez un chien par dilacération de sa substance et injection d'iode ;* l'animal mourut au bout de trois jours, et M. Joffroy ne trouva qu'une altération purement graisseuse, mais inégale des muscles et même des fibres des muscles des membres postérieurs ; les muscles des membres antérieurs étaient sains contrairement à ce qu'a observé M. le Dr Liouville. Mais ce dernier auteur expérimentait sur des cochons d'inde ; or, chez ces animaux la fièvre traumatique développerait rapidement une altération graisseuse de tous les muscles. L'expérience de M. Prévost, rappelée par M. Joffroy dans cette présentation montre qu'une dilacération de la moelle a produit également une transformation graisseuse des psoas. Il est vrai que dans le cas de M. Joffroy l'animal mourut après trois jours ; pour le fait de M. Prévost nous n'avons pas de détails suffisants ; mais en plus, dans trois cas inédits de myélite aiguë expérimentale, M. le Dr Joffroy a trouvé des quantités considérables de corps granuleux sans lésions musculaires. Ces expériences combattent directement les vues de M. Bouchut sur l'origine périphérique de l'atrophie musculaire dans la paralysie infantile.

C'est bien certainement par les tubes nerveux qui émergent de la corne antérieure pour aller former les racines antérieures des nerfs rachidiens que se transmet l'action cellulaire ; les expériences et les observations citées plus haut le démontrent clairement. Mais suivant quel mode agit jusqu'à la périphérie cette influence de l'atrophie de la cellule nerveuse ? Là gît une autre difficulté. Il faut d'abord distinguer les faits suivant l'état des nerfs périphériques. On trouve, en effet, des observations où ces nerfs ont été trouvés sains, d'autres, au contraire, ce sont les plus nombreux où l'on a constaté les altérations que nous avons mentionnées plus haut. Pour les

(1) Joffroy. Société de biologie. Avril 1872.

faits où les nerfs étaient sains, il faudrait peut-être les diviser encore et remarquer qu'on a pu les trouver tels, soit que l'examen ait été incomplet, soit que l'époque à laquelle on a pratiqué cet examen ne fût pas favorable, c'est-à-dire que les nerfs fussent régénérés; et en troisième lieu enfin, ceux où ils étaient réellement sains. Il nous a paru utile de faire cette distinction dans ces faits, parce que les auteurs diffèrent aussi sur les conditions et sur le mécanisme, si on peut s'exprimer ainsi, de cette action périphérique de la lésion centrale. M. le professeur Charcot admet que cette action de l'atrophie cellulaire s'effectue à distance sur les masses musculaires. Dans cette opinion, la lésion nerveuse périphérique ne serait, en somme, que secondaire, puisque dans le cas de Wilson, par exemple, les nerfs périphériques étant sains, l'atrophie musculaire était parfaitement accusée. Nous nous permettrons cependant de faire remarquer que les racines antérieures de la queue de cheval, très-atrophiées «présentent en assez grand nombre des tubes nerveux ayant conservé leur cylindre de myéline, mais extrêmement grêles, et séparés les uns des autres par de larges espaces remplis par du tissu conjonctif, semé de nombreux noyaux ovalaires. » Nous reviendrons tout à l'heure sur ce fait. Il n'en est pas moins vrai que les gros troncs nerveux des membres étaient sains et qu'il y avait atrophie musculaire.

Suivant d'autres auteurs, le nerf reliant le groupe cellulaire altéré au muscle atrophié serait lui-même atteint comme nous l'avons vu, et dans les cas où les nerfs périphériques étaient sains, il y aurait eu régénération de ces nerfs. M. le professeur Vulpian fait remarquer qu'il y a des causes d'erreur dans cet examen, et qu'on peut prendre un nerf régénéré pour un nerf malade. Cependant, les caractères de la gaîne de Schwann du nerf régénéré seraient suffisants pour les faire reconnaître. Après avoir dit que suivant l'opinion de Schiff, qu'il partage, les fibres nouvelles ne sont que des fibres anciennes restaurées; M. Vulpian ajoute: « on voit ces fibres nouvelles situées au milieu de la gaîne du périnèvre; si on les examine attentivement on reconnaît qu'elles sont constituées par les anciennes gaînes de Schwann qui se sont remplies de myéline; ces gaînes de Schwann sont revenues sur elles-mêmes, ont perdu une grande partie de leur capacité primitive, et c'est pour cela que les fibres nouvelles, munies de myéline, paraissent grêles, délicates. Les nombreux noyaux qui garnissent les gaînes de Schwann donnent aux fibres nouvelles des caractères qui les rendent analogues à des fibres embryonnaires récemment pourvues de myéline » (1). Cette description de M. Vulpian pourrait peut-être s'appliquer à l'altération décrite par MM. Charcot et Joffroy dans les racines antérieures de la queue de cheval, de sorte que ces racines antérieures seraient régénérées et non plus altérées. Ce simple rapprochement que nous établissons entre ces deux descriptions anatomiques nous était imposé par leur ressemblance frappante.

M. le Dr Joffroy, dans sa thèse inaugurale (2), a fait appel à cette opinion de M. Vulpian pour expliquer la période de réparation qu'il a constatée dans ses observations cliniques: M. Vulpian avait déjà émis cette idée dans son cours à la Faculté en 1870 et depuis, dans une communication à la Société de biologie en 1871.

Si, comme le fait remarquer M. Vulpian, il est facile de prendre un nerf régénéré pour un nerf altéré, on pourra toujours distinguer facilement les nerfs restés sains des nerfs régénérés, car d'après M. Ranvier (3), il n'y aurait qu'un seul noyau entre deux des étranglements que présentent à l'état normal les gaînes de Schwann, et le noyau d'un seg-

(1) Vulpian. Arch. de phys., 1872, n° 6.

(2) Joffroy. De la pachyméningite cervicale. Thèse. Paris, 1873.

(3) Ranvier. Arch. phys., 1872, p. 139.

ment serait situé à peu près à égale distance des étranglements qui limitent ce segment, tandis que l'état d'un nerf régénéré est bien différent comme le montre la description empruntée à M. Vulpian, Ce sont là autant de faits intéressants qu'on pourra rechercher désormais dans les nerfs périphériques des sujets atteints de paralysie spinale aiguë. Nous n'en avons pas trouvé d'indication dans les différentes observations sur ce sujet.

Tous les auteurs n'ont pas accepté l'inflammation des nerfs comme déterminant seule certaine lésion irritative des muscles qui n'aurait rien de commun avec les faits purement passifs. Cette lésion consiste, on l'a vu, en une hyperplasie conjonctive interstitiel, prolifération nucléaire du myolemme, avec atrophie de la fibre musculaire dans le diamètre transversal tout en conservant sa striation (1). Pour Erb (2), ces lésions se rattachent à une paralysie des nerfs vaso-moteurs et trophiques, et M. Vulpian, terminant l'analyse d'un mémoire de Erb, dit, après avoir parlé de l'opinion de cet auteur Allemand et de la théorie de l'irritation qu'admet M. Mantegazza : « d'ailleurs, au lieu de supposer une irritation inflammatoire, il y aurait lieu de se demander s'il ne s'agit pas là d'une irritation d'une autre espèce, d'une sorte d'irritation formatrice ou de tendance régénératrice que ferait naître dans les tissus tout affaiblissement de la nutrition intime. » Nous n'irons pas plus loin dans ces considérations qui nous entraîneraient hors de notre sujet.

Enfin, MM. Duchenne (de Boulogne) et Joffroy ont voulu pousser l'exactitude plus loin et établir des catégories entre les cellules des cornes antérieures (3). Pour ces auteurs, il aurait grand intérêt à distinguer les cellules des cornes an-

(1) Charcot. Leçons sur les maladies du système nerveux. Delahaye. Paris, 1873, Passim.

(2) Erb. Archives de physiologie, 1869. Analyse de M. Vulpian.

(3) Duchenne (de Boulogne) et Joffroy. Arch. physiol., 1870.

térieures en cellules trophiques et en motrices pour expliquer certains faits cliniques où l'atrophie et la paralysie ne coïncidant pas, on trouve un certain nombre de cellules conservées. Cette ingénieuse conception est probablement pour lontemps encore à l'état hypothétique dans lequel ces auteurs l'ont émise, car déterminer nettement le rôle de chaque groupe cellulaire, ou même de chaque cellule « d'après leurs propriétés morphologiques » sera toujours un fait singulièrement délicat à établir, quel que soit le procédé employé pour cette recherche. Du reste, cette tentative n'est pas nouvelle ; il y a quelques années M. Jacubowitch a divisé en trois catégories les cellules de la moelle d'après leur aspect morphologique : sensitives, motrices, sympathiques ; M. Owsjannikow en décrit quatre. Il ne manque qu'une chose il est vrai, mais elle est essentielle : prouver que la fonction est nécessairement liée à la forme de l'élément anatomique (1).

Le fait clinique rappelé par MM. Duchenne et Joffroy est d'une constatation plus facile. «On voit donc l'atrophie des cellules nerveuses donner lieu soit à la paralysie ou à l'atrophie musculaire séparément, soit à ces deux symptômes réunis. Si les cellules nerveuses s'atrophient d'une manière aiguë, nous voyons se montrer et la paralysie et l'atrophie musculaire; si elles s'atrophient d'une manière chronique on peut voir ces deux symptômes isolés ou tout au moins est-il très-fréquent de trouver l'un des deux prédominant.» Or, dans l'affection qui nous occupe, c'est le mode aigu sous lequel se manifeste l'atrophie cellulaire ; on doit donc rencontrer dans la paralysie spinale aiguë la paralysie et l'atrophie musculaire. Outre l'atrophie il y a donc toujours paralysie d'intensité variable d'ailleurs, suivant le nombre des cellules ou de groupes cellulaires atrophiés en

(2) Vulpian. Leçons sur le système nerveux, p. 343.

partie ou disparus complètement. Un nombre de cellules motrices étant donné, plus il y aura de cellules atrophiées, plus l'action musculaire sera bornée. Mais il n'en est pas moins certain que les cellules, ayant survécu aux phénomènes inflammatoires du début, donneront lieu à des manifestations de mouvements, très-limités dans certains cas, suffisants cependant pour faire admettre une action persistante des cellules demeurées saines. On lit fréquemment, en effet, dans les observations de paralysie spinale aiguë que les malades peuvent fléchir légèrement, soit un doigt, soit un membre, sans pouvoir faire plus. MM. Parrot et Joffroy disent également à ce propos : « Il résulte de l'examen anatomique, auquel nous nous sommes livrés. que la seule lésion constante et proportionnée, quant à son étendue et à son intensité, aux troubles paralytiques, est celle des cellules ; car les tubes nerveux sont beaucoup moins altérés, et si l'on peut ainsi dire, d'une manière désordonnée ; quant à la fibre musculaire, à part l'amoindrissement de son calibre, elle présente tous ses caractères physiologiques. » Cette dernière observation confirme ce que nous faisions remarquer plus haut, que la lésion musculaire n'était pas toujours irritative. Enfin nous citerons M. le professeur Charcot : « Les lésions du système musculaire de la vie animale se traduisant par une impuissance motrice et une atrophie plus ou moins accusées, sont, ainsi que je vous l'avais fait pressentir, le caractère clinique prédominant des maladies qui composent le groupe nosographique que nous nous proposons d'étudier avec vous (myopathies de cause spinale). Mais, à ce propos, il convient d'établir une distinction importante. Tantôt l'impuissance motrice survenue dans un certain nombre de muscles est le premier symptôme que l'observation fasse reconnaître ; le muscle est d'abord paralysé, les fonctions motrices sont anéanties d'une façon plus ou moins complète ; la structure du muscle semble ne s'altérer que secondairement. D'autres fois, au contraire, les muscles affectés sont, dès l'origine, le siége de troubles trophiques très-accentués ; et l'impuissance motrice en pareille circonstance, semble être proportionnelle au degré de l'atrophie subie par le muscle. » On le voit, la paralysie spinale aiguë rentre dans la première catégorie de ces faits où la paralysie primitive est suivie d'altérations musculaires qui laissent le malade impotent.

La conservation de la sensibilité dans l'atrophie aiguë des cellules motrices est un fait d'une grande importance, dont l'existence est constatée par tous les auteurs. Cependant, cette conservation n'est pas aussi intacte qu'on pourrait le croire, nous en appellerons plus loin aux observations cliniques. La connaissance seule de la lésion médullaire, sans l'observation clinique, suffirait pour faire admettre l'état normal de la sensibilité. C'est en se fondant sur les recherches faites par les physiologistes sur les fonctions de la substance grise de la moelle, qu'on arriverait à cette conclusion a priori. Il est établi, en effet, par les expérimentateurs, que la substance grise est le passage des impressions sensitives comme aussi des impressions centrifuges.

Van Deen admettait, d'après ses expériences, que les cornes postérieures étaient affectées à la sensibilité, les antérieures aux excitations motrices (1). Les travaux plus récents de MM. Brown-Séquard, Schiff rappelés par M. Charcot, établissent plusieurs régions dans cette substance grise. Suivant ces auteurs on doit séparer physiologiquement la substance grise centrale et les cornes de substance grise : « la première aurait seule, avec les cornes postérieures, du moins pour une part, un rôle sérieux dans la transmission des impressions sensitives. Quant aux cornes

(1) Vulpian. Leçons sur la physiologie. Paris, 1866.

antérieures, elles seraient destinées surtout à la transmission des excitations motrices et auraient peu de rapport avec la sensibilité (1). » Cette donnée physiologique est confirmée par l'atrophie des cellules des cornes antérieures, soit aiguë, soit subaiguë, soit chronique, à l'exclusion de toute altération des cornes postérieures. Quant aux observations, comme celle du malade de M. Charcot (voir plus loin l'obs. de M. L.), le fait de M. Duchenne (de Boulogne) et d'autres, où la sensibilité est altérée dans certaines zones, on pourrait supposer à bon droit qu'à un certain niveau de la substance grise, soit centrale, soit postérieure, existe une altération anatomique. L'observation de MM. Charcot et Joffroy note une altération des colonnes de L. Clarke en différents points et cependant les membres avaient conservé intacts tous leurs modes de sensibilité. La sclérose périépendymaire est citée dans deux observations de MM. Roger et Damaschino (obs. 2 et 3) au niveau de la région lombaire; et dans l'observation de MM. Lancereaux et Pierret. Cette altération de la colonne vésiculaire de Clarke et du tissu périépendymaire n'ont donné lieu à aucun phénomène spécial. On sait d'ailleurs, comme le fait remarquer M. Pierret, qu'on trouve cette sclérose dans les moelles d'individus sains (2). Cette altération de la sensibilité n'est pas toujours limitée aux membres ou aux parties musculaires atteintes, et de plus elle peut persister indéfiniment. Ceci est en contradiction avec ce passage de M. Laborde (3) qui, après avoir signalé une semi-anesthésie au début de l'affection, ajoute : « Cette semi-anesthésie se montre dans les mêmes points que ceux qu'a envahis la paralysie motrice; mais tandis que celle-ci persiste définitivement dans les parties où elle s'est d'abord montrée, tout en s'y localisant de plus en plus;

(1) Charcot. Leçons, etc., 1870.
(2) V. Obs. Lancereaux et Pierret.
(3) Laborde. Thèse, p. 28.

celle-là disparaît rapidement et la sensibilité cutanée reprend toute son intégrité qu'elle conserve même à la période la plus avancée de l'atrophie. » Ce fait souffre donc des exceptions, comme le montrent des observations de M. Laborde (voir plus loin le tableau) de MM. Parrot et Joffroy, Roger et Damaschino, Duchenne, Charcot, etc. Il y a plus, l'anesthésie peut fort bien siéger sur les parties indemnes de l'atrophie et de la paralysie, comme on le constate si clairement dans l'observation de M. Charcot (obs. 3.)

L'état des mouvements réflexes est encore un fait qui n'est pas toujours constant, quoique dans la généralité des cas, leur abolition ait été constatée par les observateurs. M. Laborde attribue cette variation dans les mouvements réflexes à ce que « tantôt la lésion primitive paraît porter essentiellement sur le tissu du parenchyme de la moelle épinière, tantôt sur ses membranes d'enveloppe (1). » Ce fait que cet auteur espérait mettre hors de doute par le résultat de ses recherches microscopiques, n'a pas reçu précisément la solution annoncée ; ou ce ne peut-être qu'une solution incomplète, car les deux observations cliniques complétées par la nécropsie (obs. 25 et 26) ne donnent absolument aucun détail sur l'état des mouvements réflexes et des différents modes de la sensibilité.

SYMPTOMATOLOGIE DE LA PARALYSIE INFANTILE SPINALE ET DE LA PARALYSIE SPINALE AIGUË DE L'ADULTE.

Nous allons rapporter quelques observations de paralysie spinale aiguë chez l'adulte. Les trois premières inédites, ont été recueillies dans les notes que M. le professeur Charcot a mis à notre disposition, avec une extrême bienveillance dont nous le remercions vivement. La dernière est extraite

(1) Laborde. Loc. cit.

du traité de Moritz Meyer (1) que nous avait également confié M. Charcot.

Nous ferons suivre ces observations d'un tableau dans lequel nous avons essayé de mettre sous une forme concise quoique bien nette, les principaux faits cliniques de la paralysie spinale aiguë chez l'enfant et chez l'adulte. C'est après avoir comparé les symptômes dans ces affections comme nous l'avons déjà fait pour l'état anatomique morbide, que nous arriverons à conclure dans le sens indiqué par MM. Duchenne (2) Meyer et Charcot (3).

OBSERVATION III. — Paralysie spinale aiguë chez l'adulte.

(Paralysie spinale antérieure aiguë de M. Duchenne).

Au mois de septembre 1863, M. Charcot fut consulté par un malade dont voici l'histoire :

En 1857, M. L..., âgé de 25 ans, fut atteint d'un eczéma pour lequel il se rendit en 1856 à Loëche afin d'y suivre un traitement thermal. L'année 1859, le malade retourna à la même station et c'est là, après une quinzaine de bains qu'apparurent pour la première fois les symptômes de la maladie actuelle.

Sans cause appréciable, M. L. ressentit un jours, dans le flanc gauche un point douloureux. Le jour même, affaiblissement très-marqué du membre inférieur gauche, sans douleurs ni fourmillements. Le malade retourna chez lui immédiatement et vingt-quatre heures après son arrivée la paraplégie était complète. En outre la sensibilité avait disparu en même temps, les membres inférieurs n'existaient plus pour le malade. Le point douloureux fixé au flanc gauche disparut après l'emploi des ventouses scarifiées (région lombaire). Les membres inférieurs étaient flasques, sans douleurs ni fourmillements ; absence complète de mouvements spontanés et de contracture. Pas de douleurs en ceinture. Jamais de troubles en ce qui concerne l'émission des urines et la défécation. Enfin pas de trouble constitutionnel appréciable pendant cette période où la paraplégie a été si prononcée pendant les mois d'août, septembre et une partie d'octobre 1859.

(1) Moritz Meyer. Die Electricität, etc. Berlin, 1866.
(2) Duchenne (de Boulogne). Electrisation localisée. 3e édit.
(3) Charcot. Leçons.

Pendant le cours de cette période de trois mois, M. L. a remarqué certains symptômes qu'il importe de mettre en relief.

1° Dans le courant du mois d'août, c'est-à-dire un mois à peine après le début des premiers accidents, une atrophie très-notable des masses musculaires de la cuisse droite et de la jambe gauche devient évidente.

2° Dans le même temps à peu près, les parties amaigries ont commencé à présenter une température manifestement plus basse que les parties des membres inférieurs qui avaient conservé leur volume normal.

3° Enfin M. L. remarqua vers la même époque que les sensations de contact sont devenues très-obtuses : *a* sur la peau de la cuisse gauche, *b* sur la peau qui recouvre le flanc gauche ; sous la plante du pied gauche; *c* sur la partie antérieure de la cuisse gauche dans toute son étendue, depuis le genou jusqu'à l'aine ; sur la partie postérieure de la cuisse gauche à l'exception d'une zone de 4 ou 5 centimètres de largeur et qui s'étend un peu obliquement depuis le creux du jarret jusqu'à la région ischiatique. La sensibilité était également très-obtuse sur le mollet gauche ; une plaque anesthésique de la largeur de la paume de la main existe enfin dans l'aisselle droite.

Cet état d'anesthésie de certaine partie de la peau existe encore aujourd'hui. Le pincement est perçu dans ces points-là et la sensation de chaud et de froid y a persisté.

A ce moment application de moxas le long de la colonne vertébrale; à l'intérieur, iodure de potassium à faible dose.

Vers la fin d'octobre 1859, amendement rapide de la paraplégie. Le malade peut mouvoir ses jambes et se tenir assis près de son lit pendant plusieurs heures. En novembre, la station est possible, en décembre quelques pas à l'aide de béquilles. Au commencement de 1860, M. L. marchait à l'aide de deux cannes, puis d'une seule à la fin de cette même année. A la fin de 1861 nouveaux progrès qui se sont dessinés de plus en plus jusqu'au moment actuel où les choses semblent rester stationnaires.

Depuis décembre 1859, M. L. n'a cessé d'être soumis au traitement hydrothérapique. Pendant l'été de 1860, traitement mercuriel durant quinze jours, puis iodure de potassium, mais sans régularité.

Un seul incident digne d'être noté se manifesta pendant le cours de cette période décroissante. Au milieu de l'année 1861, M. L. fut un jour, sans cause connue, pris tout à coup d'une sensation très-pénible de fourmillements dans toute l'étendue des membres inférieurs et supérieurs du côté droit, en même temps il y avait du même côté un tintement d'oreille désagréable. Cette sorte d'accès dura environ vingt-cinq à trente secondes; il ne fut pas accompagné de vertiges, de troubles dans les idées, d'embarras de la parole. M. L. n'en fut pas arrêté dans sa marche, et ne constata ensuite aucun trouble appréciable ; pas de faiblesse dans les membres qui avaient été le siége de fourmillements, et ce symptôme lui-même disparut complètement. Le même accès se reproduisit ensuite deux ou trois fois dans la même journée, avec les mêmes caractères, mais depuis cette époque il ne s'est jamais montré rien de semblable.

M. L. présente les attributs d'une constitution vigoureuse; le système musculaire est chez lui en général très-développé, aussi existe-t-il un contraste très-frappant entre les parties qui ont conservé leur développement normal et celles qui se sont atrophiées.

A part l'affection dartreuse dont il a été question plus haut et deux gonorrhées rebelles (la seconde fut arrêtée brusquement par une injection abortive au nitrate d'argent à haute dose, pendant quinze jours, reparut et dura plusieurs mois), M. L. n'a jamais éprouvé de maladie qui mérite d'être signalée. L'étude des antécédents de la famille apprend ce qui suit : Le père de M. L. a été affecté pendant longtemps de dartres eczémateuses ayant pour siége habituel l'une des épaules ; il fréquentait Loëche. Jamais il n'a été atteint soit de goutte soit de rhumatisme et n'a jamais éprouvé d'affections nerveuses ; mort à la suite d'accidents occasionnés par la présence d'une pierre dans la vessie. La mère de M. L. n'a eu que des rhumatismes vagues; elle est sujette à un asthme périodique et accès nocturnes. Pas de frères ou de sœurs.

Aujourd'hui, l'état de M. L. est tel qu'il peut marcher sans fatigue une bonne partie de la journée, chasser et se livrer même à des exercices violents. Il n'éprouve dans les membres inférieurs aucune sensation pénible et l'état général est excellent. Cependant une certaine gêne persiste dans les mouvements des membres inférieurs en raison de l'atrophie qu'ont subie certaines masses musculaires, et il résulte aussi de là des attitudes vicieuses de ces membres pendant la marche. M. L. se sent gêné lorsqu'il veut monter un escalier et surtout le descendre. Il lui est impossible de courir. En outre certains troubles existent dans les organes génitaux dont il sera question plus loin.

L'atrophie musculaire porte : 1° sur la fesse, sur la jambe et sur le pied du côté gauche. Les muscles de la partie antérieure de l'abdomen du côté gauche sont également moins forts que ceux du côté opposé ;

2 du côté droit, l'atrophie porte sur la cuisse, principalement sur les masses musculaires des régions antérieures.

Circonférence de la cuisse gauche à la partie moyenne, 0,40 ; cuisse droite, 0,50.

Circonférence de la cuisse gauche à la partie supérieure 0,48 ; cuisse droite 0,54.

Mollet gauche, partie moyenne 0,29 ; mollet droit 0,37.

L'atrophie ne porte pas régulièrement et uniformément sur tous ces groupes musculaires d'une même partie d'un membre. Ainsi, à droite, l'atrophie porte sur les muscles de la région postérieure de la cuisse, tandis que les muscles de la région postérieure ont conservé une bonne partie de leur volume et de leur force. A gauche, les muscles de la région antérieure de la cuisse, sont très-volumineux et très-énergiques tandis que ceux de la région postérieure sont grêles et assez faibles. Ce sont les muscles du mollet gauche et les péroniers latéraux de la jambe gauche qui présentent l'atrophie la plus prononcée ; le tendon d'Achille est réduit de ce côté à un petit volume.

Les muscles où l'atrophie existe le plus ont perdu la contractilité électrique ; d'autres muscles ne se contractent que faiblement sous l'influence de l'électricité. Il importe de remarquer que certaines masses musculaires qui, à l'époque où furent faits les premiers essais d'électrisation, ne se contractaient point sous l'influence des incitations, ont recupéré aujourd'hui leur pouvoir contractile. Ces mêmes muscles ont en même temps repris leur volume.

La température de la peau qui recouvre les parties atrophiées est très-manifestement plus basse que celle des parties restées saines, comme cela a été dit déjà. Ainsi, tandis que la partie antérieure de la jambe droite donne une sensation de chaleur normale, la peau de la cuisse droite paraît presque froide.

Nous avons fait remarquer déjà qu'il existe en certains points de l'anesthésie cutanée : on remarquera que cette anesthésie ne porte pas spécialement sur les parties atrophiées. Ainsi la partie antérieure de la cuisse gauche qui a conservé son volume normal est le siége principal de cette anesthésie.

Si l'on se remet en mémoire quels muscles sont atrophiés, et ont perdu en tout ou en partie leur propriété contractile, quels muscles au contraire ont conservé leur volume et toute l'énergie de leurs fonctions, on se rendra assez aisément compte des troubles que présente M. L. dans les mouvements de diverses parties des membres inférieurs. Chez M. L., le pied gauche est flasque, pendant ; il frotte fortement contre le sol pendant la marche. Il tourne souvent sur lui-même et ne fournit pas par conséquent un appui solide à la cuisse et à la jambe. Les mouvements de flexion et d'extension des orteils sont presque nuls. Il en est à peu près de même des mouvements du pied. Pendant la marche M. L. est instinctivement conduit à tenir, d'une manière permanente, sa jambe droite étendue sur la cuisse droite ; de telle sorte que pendant la marche, le membre inférieur rigide est mû tout d'une pièce et décrit, lorsqu'il se porte en avant, un mouvement circulaire, ce qui donne à sa marche quelque chose de gauche, de gêné. Si cette précaution de tenir la jambe étendue n'est pas observée, il arrivé souvent à M. L. de faire une chute.

On a vu comment, malgré cela, la plupart des mouvement d'ensemble s'exécutaient avec une certaine énergie et sans amener de fatigue.

Alors que dans le courant de 1859, M. L. était confiné au lit, il lui est arrivé de remarquer plusieurs fois que chez lui les pollutions accompagnées de sensations volupteuses n'étaient cependant pas marquées par des éjaculations. Depuis il s'est aperçu maintes fois que le coït, bien qu'il soit accompagné des sensations les plus nettes et les plus franches, n'est cependant jamais suivi d'éjacuation spermatique. Cependant, les organes génitaux, verge et testicules, ont leur volume et leur consistance physiologiques. On ne trouve pas les signes ordinaires d'un rétrécissement de l'urèthre. Les urines sont rendues sans effort, le jet n'a pas la forme d'une vrille, etc. Malheureusement un examen attentif des voies urinaires à l'aide de bougies, n'a pu être pratiqué. Quoi qu'il en soit, il est certain que le sperme est sécrété ; il est certain de plus qu'il est lancé hors des canaux excréteurs pendant l'orgasme vénérien et qu'il tombe dans la vessie. En effet, un vase contenant l'urine rendue après un coït nous a été remis et nous avons constaté de la manière la plus nette, que cette urine renfermait de nombreux animalcules spermatiques non altérés.

Réflexion de M. Charcot sur l'observation précédente.

En résumé : début brusque, presque subit; peu de temps après la maladie a atteint son apogée ; puis il y a une période de décroissance assez rapide. Cependant, au sortir de cette affection qui a accompli son évolution en trois mois à peine, certains groupes musculaires se trouvent être atrophiés, ils ont perdu en partie leur contractilité électrique, de plus la peau sur les parties atrophiées présente un abaissement permanent du niveau thermométrique normal.

Plusieurs de ces phénomènes qui indiquent suffisamment qu'un trouble profond est survenu dans la nutrition et dans la texture des muscles, se sont montrés, ou mieux ont été remarqués de très-bonne heure, presque dès le début (le refroidissement et l'atrophie).

Cet enchaînement de symptômes s'est produit sans que jamais il y ait eu aucun signe d'un trouble constitutionnel ; les symptômes propres à la myélite proprement dite, au mal de Pott, etc., ont fait complètement défaut. Il n'existe pas, il n'a jamais existé de douleurs lombaires, de douleur en ceinture, de paralysie des sphincters, etc. Enfin aucune influence extérieure appréciable n'a pu être incriminée ; l'action du froid entre autres ne peut être invoquée. Seule la disposition récente et assez brusque d'une affection dartreuse pourrait, peut-être, être considérée comme ayant joué un certain rôle dans le développement de l'affection dont il s'agit ; et encore est-ce là un point de vue auquel nous ne voudrions pas accorder une importance exagérée.

D'après l'ensemble de ces caractères tant positifs que négatifs, M. Charcot conclut en terminant que : « à part la circonstance d'âge, le cas de M. L. pourrait très-légitimement se rapporter à la paralysie myopathique infantile par tous les autres caractères. »

OBSERVATION IV. — Paralysie spinale aiguë chez l'adulte.

Au mois de juin 1871, M. Charcot fut consulté par un malade se plaignant de marcher avec difficulté et douleur. Interrogé sur le début de son affection, le malade raconte qu'au mois de février précédent, à la suite de grandes fatigues, il fut pris d'une dysentérie assez intense. Huit jours après l'apparition de cet accident, le malade s'aperçut au réveil qu'il était très-faible des membres supérieurs, et complètement paralysé des membres inférieurs. La paralysie était avec flaccidité complète; pas traces de douleurs quelconques. Au bout de quelques jours les membres inférieurs étaient froids. La paralysie des membres supérieurs disparut la première, promptement, et huit jours après le début, la marche, bien que très-difficile, était redevenue possible. Le malade prétend que les douleurs n'ont commencé à se faire sentir qu'au moment où la marche est devenue possible. A partir du moment indiqué jusqu'à ce jour, l'amendement s'est fait d'une manière lente, mais continue et progressive. Les douleurs seules persistent.

Au moment où il fut consulté, M. Charcot constata l'amaigrissement uniforme des membres inférieurs. Toutefois les masses musculaires antérieures des cuisses, surtout à droite, sont, toutes proportions gardées, plus maigres et plus flasques que celles des jambes. Il n'y a pas traces d'insensibilité dans les membres inférieurs; mais il est évident que la contractilité faradique est amoindrie, car les excitations, même fortes, surtout à droite, les jambes étendues, ne déplacent que difficilement la rotule. La sensibilité faradique est très-fortement ressentie, même dans les parties où la contractilité a diminué. Jamais le ventre, non plus que le rectum, n'ont été affectés par la paralysie.

OBSERVATION V. — Paralysie spinale aiguë chez l'adulte.

Au mois d'octobre 1871, M. Charcot eut encore occasion d'observer un cas de paralysie spinale aiguë chez un homme de 35 ans.

M. S..., cultivateur, âgé de 35 ans, ressentit, au mois d'août 1871, un malaise qui se prolongea pendant quatre jours. Le matin du cinquième jour, le malade s'aperçut que son bras droit était tout tremblant quand il le soulevait. Vers dix heures du matin le bras droit était paralysé, puis la jambe gauche, enfin la jambe droite et le bras gauche. En même temps, une fièvre intense commença à se manifester et s'accompagna de délire. Au bout d'une semaine, fièvre et délire disparurent. Un mois après, le malade commença à remuer le bras gauche, un peu le droit, puis les membres inférieurs et les doigts de pied. Il y avait des secousses dans les muscles.

Au moment de la consultation, M. Charcot constata une atrophie du bras droit, de la jambe gauche dont les muscles sont très-flasques. Pas d'anesthésie; de temps en temps des fourmillements. Il n'y a jamais eu de vives douleurs dans les membres. Rien au rectum ni à la vessie.

Après avoir parlé de la paralysie infantile spinale, M. Meyer (1) arrive à la paralysie spinale chez l'adulte, et rapporte une observation de ce genre qu'il fait précéder de quelques réflexions dont nous donnons le sens exactement (2) :

(1) Moritz Meyer. Die Electricitat, etc. Berlin, 1866, p. 209.
(2) Nous devons cette traduction à l'obligeance de notre ami R. D. Silva.

On rencontre également chez les adultes des paraplégies de même origine, provoquées par des processus exanthématiques, rarement sans cause appréciable. Ces paralysies présentent des modifications dues au développement complet du corps. Il faut considérer les suivantes :

a. Comme les os sont développés entièrement, il ne peut y avoir arrêt de développement dans aucun sens.

b. A cause de la volonté plus énergique des adultes, qui leur fait mettre en mouvement des muscles d'une fonction analogue à celle des muscles paralysés ; également à cause d'une plus grande solidité et résistance des ligaments articulaires, les difformités des articulations ne se montrent pas au même degré que dans les paralysies des enfants.

c. Comme dans aucun des cas que j'ai observés, la marche n'étant pas empêchée, un trouble considérable de la circulation, et par suite, un abaissement notable de la température ne pouvait avoir lieu.

d. En revanche, par le plus grand travail qu'ils ont à effectuer, les muscles non paralysés s'hypertrophient

OBSERVATION VI (21 de Meyer).

« Les deux barons V..., H..., jumeaux, grands et bien faits, s'étant toujours bien portés, tombèrent malade de la rougeole en même temps à l'âge de 18 ans. Cette maladie suivit un cours qui parut favorable, mais à sa suite, les deux jeunes gens furent pris d'une paralysie des membres inférieurs avec émaciation progressive. Lorsque j'examinai ces malades alors âgés de 24 ans, la partie supérieure de leurs cuisses avait une circonférence de 20 à 21 pouces, et la circonférence de leurs jambes atteignait 10 à 10 1/2 pouces. Ce dernier nombre, si l'on considère le rapport de la circonférence des cuisses à celle des jambes comme s'élevant normalement à 3/2, ce dernier nombre était inférieur de 4 pouces à l'état normal. Comme les malades faisaient tous leurs mouvements avec l'articulation de la hanche, les muscles de cette région formaient une masse extrêmement développée qui contrastait d'une façon très-choquante avec l'atrophie de la jambe. Par suite, leur démarche était tout à fait caractéristique. Comme les jambes faisaient seulement l'office d'échasses, à chaque pas, selon qu'ils avançaient le pied droit ou le pied gauche, s'opérait un mouvement de rotation d'arrière en avant du haut de la cuisse, mouvement qui se transmettait à la partie supérieure du corps, de sorte que celui-ci se mouvait aussi à chaque pas d'arrière en avant, du côté correspondant.

L'extension de la jambe était très-limité; la flexion dorsale du pied et l'extension des orteils étaient entièrement supprimées. Le dernier orteil seul pouvait se fléchir légèrement. Les malades marchaient sur le bord externe des pieds. Les adducteurs de la cuisse et les muscles du pied avaient leur développement normal. Au contraire, les extenseurs de l'articulation du genou et les muscles de la jambe, tous ensemble, avaient beaucoup souffert dans leur nutrition. La sensibilité de la peau et des muscles était intacte. La contractilité électro-musculaire avait diminué dans le quadriceps femoralis, elle faisait défaut dans les muscles péroniers, extenseurs communs des doigts, gastrocnémiens, etc., tandis que les muscles fléchisseurs de l'articulation du genou et des orteils réagissaient faiblement sous l'influence de l'électricité. La rareté de cette affection à la suite de la rougeole, aussi bien que son apparition simultanée chez deux jumeaux, jusque-là en parfaite santé, fait supposer l'existence d'une prédisposition qui, probablement, est fondée anatomiquement.

« Une année de traitement à l'aide de l'électricité et de la gymnastique n'eut aucun résultat notable. Maintenant, les deux jeunes gens ne doivent plus pouvoir exécuter de mouvements. »

Ce qui ressort pour nous de ce tableau, c'est qu'un grand nombre d'observations sont incomplètes. Les différents états de la sensibilité, des mouvements réflexes, du rectum et de la vessie, sont marqués de loin en loin. Il faut arriver aux faits les plus récents, pour trouver tous ces renseignements. Cette absence a lieu de nous surprendre de la part de M. Laborde, en particulier, qui a tant fait pour la paralysie infantile. Si l'on consulte les comptes-rendus de la Société de biologie pour 1869, M. Laborde répondant à la communication de MM. Charcot et Joffroy, déclare que le fait de Wilson n'appartient pas à la paralysie infantile, parce que l'âge du début (7 ans) est exceptionnel, et qu'on n'a pas noté la fièvre du début. Mais M. Laborde a un cas de

Paralysie spinale antérieure aiguë chez l'enfant.

Observ.	Rapidité du début	Age au début	Formes de la paralysie au début	Formes de la paralysie localisée	Etat de la sensibilité	Etat des sphincters	Remarques.
Laborde (1) 1	Du soir au matin	3 ans	Paraplégie	Paraplégie			
2	Du soir au matin	2 ans	Paraplégie	membre inf. droit			
3	3 attaques après accès de fièvre de 48 h au nombre de 3	14 mois	Paraplégie	membre inf. gauche			La 1ère attaque guérit en 15 jours, 3 mois après, nouvelle attaque guérit également en une quinzaine; 3e attaque persistance de la paralysie.
4	Du soir au matin	3 ans ½	Paraplégie	membre inf. droit			
5	subit, après perte de connaissance	10 mois	Paraplégie	Paraplégie			Mouvements convulsifs dans les jambes au début.
6	2 attaques précédées d'une courte fièvre	20 mois	Paraplégie	membre inf. droit			Mouvements convulsifs dans les jambes à chaque attaque.
7	Subit	16 mois	Membre supérieur droit	Membre supérieur droit			
8	4 jours de fièvre	3 ans	4 membres tronc et cou	Paraplégie	Sensibilité altérée au pincement, pas de mouvements réflexes	Miction parfois involontaire constipation	
9	Fièvre de 24 h.	2 ans	4 membres tronc et cou	Parésie des jambes et des reins et muscles dorsaux.			
10	Fièvre de 5 jours	3 ans	4 membres tronc et cou	Paraplégie	Obtuse, pas de mouvements réflexes.		Douleur à la pression à la région lombaire
14	Après des convulsions	2 ans	Paraplégie	Jambe droite			
17	Fièvre	7 ans	Paraplégie	Membre inf. gauche			
18	Fièvre pendant 8 jours.	1 an	Paraplégie	Membre inf. gauche			
19	Fièvre de peu de durée	2 ans	Paraplégie	Paraplégie			
20	6 semaines	20 mois	Paraplégie	Paraplégie			
21	Progressif	5 ans ½	4 membres tronc et cou		Intacte, mouvements réflexes persistants		Garçon un peu idiot, strabisme à gauche. le père a des attaques.
22	Fièvre pendant 15 jours	2 ans	Paraplégie	Membre inf. droit.			Il y a en même temps un mal de Pott dont la saillie commence à se montrer.
25	Fièvre de peu de durée	8 mois	Généralisée	Paraplégie			Après quelques mois, mort avec des accidents tels que: vomissements, strabisme, coma.
26	Fièvre et convulsions répétées	1 an	Paraplégie	Paraplégie			Les convulsions s'accompagnaient de perte de connaissance. Douleurs très-vives.
42	Inaperçu	17 mois	Membre inf. gauche	Membre inf. gauche			Rougeole à 10 mois et on s'aperçoit de la paralysie à 17.
43	Renseignements incertains	4 à 5 mois	Hémiplégie droite	Hémiplégie incomplète			

(1) Laborde. — De la paralysie dite essentielle de l'enfance. — Paris 1864. — Thèse

Paralysie spinale antérieure aiguë chez l'enfant.

Observ.	Rapidité du début	Age au début	Formes de la paralysie au début	Formes de la paralysie localisée	État de la sensibilité	État des sphincters	Remarques.
44	Début non apparent	13 mois	Membre inf droit Membre sup. gauche		Pas de mouvements réflexes.		Pour M. Duchenne, ce cas n'est pas un fait de paralysie infantile parce que la contractilité musculaire est parfaite. M. Laborde fait des restrictions c'est pourcela que nous avons conservé ce fait
48 et 49	Rien pour le début	après 18 mois 15 jours		Paraplégie			
50	8 à 10 jours de fièvre	16 mois	4 membres	membre inf droit	persistance de quelques mouvements réflexes		Abaissement de températ. des parties atrophiées Flexion possible des orteils.
51	Renseignements incomplets	18 mois	Paraplégie	membre inf gauche			
52	Convulsions	5 mois	Membre inf droit	Membre inf droit			
53	Incomplet	3 ans ½	Paraplégie	Parésie des membres inf.			
54	Fièvre et somnolence pendant 8 jours.	10 mois	Paraplégie	Parésie des membres inf surtout à gauche.			
Duchenne de Boulogne [1] 49	Fièvre et coma 3 jours	13 mois	4 membres tronc et col	Paraplégie		Intact	
50	Fièvre et convulsions 3 jours	3 ans	Généralisée	Paralysie des segments inf des 4 membres		Intact	
51	quelques jours de fièvre	18 mois	Généralisée	membres sup.	Intacte	Normal	
52	3 heures de convulsions et perte de connaissance	3 ans	Membres inf. et tronc	Paraplégie			
53	Le matin lassitude, le soir paralysie	2 ans	Généralisée	Membres inf. et sup. droit			Sans convulsions ni fièvre.
54 et 55	3 récidives chez l'un, 2 chez l'autre	1 an ½	1 membre inf	1 membre inf			La dernière récidive eut lieu à la suite d'une rougeole.
56	3 jours de fièvre	10 mois	Membre sup. droit	Membre sup. droit			
57	Fièvre de 2 jours	5 ans ½	Membre inf droit	Guérison			Il y eut claudication persistante due à l'atrophie des os.
58 [2]	Subitement	2 ans	1 membre sup.				Mr Duchenne n'admet pas que ce fait puisse rentrer dans la paralysie infantile.
66	Sans prodrome au milieu de la nuit	15 mois	Membre sup. droit.	Membre sup. droit			La flexion volontaire des doigts et du poignet était revenue.
68	3 jours de fièvre	1 an	Membre sup. gauche	Guérison partielle			Sans convulsions ni contracture.

(1) Duchenne (de Boulogne) – Électrisation localisée – 3me Édition.
(2) C'est le fait de M. M. Rilliet et Barthez

Paralysie spinale antérieure aiguë chez l'enfant.

Observ.	Rapidité du début	Age au début	Formes de la paralysie		État de la sensibilité	État des sphincters	Remarques.
			au début	localisée			
Bouchut (1) 1	Perte subite de connaissance puis fièvre de 3 jours	15 mois environ	Paraplégie		Intacte. quelques mouvements réflexes		C'est l'examen de la moelle de ce fait qui fut négatif et sur lequel se base M. Bouchut.
2	Du soir au matin	12 ans	Débute par la main droite et quelques instants après aux 4 membres	Guérison.			Sans perte de connaissance, ni perte de la parole, céphalalgie ou douleurs
Charcot et Joffroy (2)	En 24 heures	7 ans	Paralysie des 4 membres	Parésie des membres supérieurs et paraplégie complète.	Intacte	Normal	La perte de la parole est le fait initial mais pas de convulsions etc. — Abaissement de la temp. des parties atrophiées Main en griffe.
Parrot et Joffroy (3)		avant 3 ans		Paraplégie surtout à gauche.	Très-obtuse		Abaissement de temp. des parties atrophiées à la suite d'attaques épileptiques à la dernière période de la vie, la paralysie du membre droit a augmenté, jamais de contractures.
Roger et Damaschino (4) 1	Convalescence de dysentérie	près de 2 ans	Hémiplégie gauche	Bras gauche paralysie des deux jambes surtout à droite	attouchements et pincements douloureux		Renseignements insuffisants sur le début.
2	Convalescence d'une variole	2 ans	Paraplégie	Paraplégie.	Semble intacte.		Au début les mouvements communiqués étaient douloureux.
3	Fièvre le soir paralysie au réveil.	2 ans	Paraplégie et paralysie du côté gauche du tronc.	Paraplégie et paralysie du côté gauche du tronc et du temporal gauche	Plus de mouvements réflexes.	Normal	
4	Fièvre de peu de durée	18 mois	Paraplégie	Paraplégie			
Lancereaux (5)		2 à 3 ans		Bras gauche jambe droite côté gauche de la face.	A peu près normal.		C'est la sensibilité des parties atrophiées seulement dont on parle.

1. — Bouchut. — *Union médicale* 1867 T. IV. —
2. — Charcot et Joffroy. — *Archives de Physiol.* loc. cit.
3. — Parrot et Joffroy. — *Archives de Physiol.* loc. cit.
4. — Roger et Damaschino. — *Gazette médicale* 1871. — Voir aussi : Coche, thèse de Paris 1873.
5. — Lancereaux. — Observation.

Paralysie spinale antérieure aiguë chez l'enfant.

Nous donnons ici le résumé d'un certain nombre d'observations de M. Duchenne (de Boulogne, fils[1]

Rapidité du début

- Sans prodromes au milieu du jour — 7
- Fièvre d'une heure — 1
- — une nuit — 11
- — de 2 à 3 jours — 6
- — 4 jours — 7
- — 5 jours — 5
- — 8 jours — 3
- — 10 jours — 1
- — 11 jours — 2
- — 15 jours — 1
- Sans renseignements exacts — 25

Age au début

- 12 jours après la naissance — 1
- 1 mois — 1
- 2 mois — 2
- 4 à 6 mois — 6
- 6 mois à 1 an — 6
- 1 an à 18 mois — 20
- 18 mois à 2 ans — 11
- 2 à 3 ans — 5
- 3 à 4 ans — 2
- à 7 ans — 1
- à 10 ans — 1

Formes de la paralysie au début

- Paralysie complète du membre inférieur droit — 25
- — gauche — 7
- — du membre sup. droit ou gauche — 10
- — des 2 membres supérieurs — 2
- Paraplégie — 9
- Hémiplégie — 1
- Paralysie des quatre membres — 5
- — muscles du tronc et de l'abdomen — 1
- Paralysies croisées, membre supr droit, inférieur gauche — 2

(1) Duchenne (de Boulogne) fils. *Archives gén. de méd.* 1864. T. II. p. 37.

Paralysie spinale antérieure aiguë chez l'adulte.

Observ.	Rapidité du début	Age au début	Formes de la paralysie au début	Formes de la paralysie localisée	Etat de la sensibilité	Etat des sphincters	Remarques
Duchenne (de Boulogne) 69 (1)	après quelques heures de fièvre	22 ans	Généralisée	Disséminée au membre inf. droit ; plus nette au membre supér. droit	Intacte fourmillement dans les doigts coïncidant avec les douleurs.	Normal	Douleur rachidienne, surtout à la région cervicale rayonnant dans les membres supérieurs.
70	1re attaque progressive 2me attaque plusieurs jours de fièvre	22 42	Paraplégie Généralisée	Parésie des membres inf. Membres sup. aux membres inf. disséminé	Intacte	Normal	A la 1re attaque douleurs vives à la région lombaire propagées aux membres inférieurs. A la 2e attaque lassitude, puis douleurs dans les membres.
71	24 à 36 h. de fièvre, délire	21	Généralisée	Disséminée aux jambes ; plus marquée au membre sup. droit	Obtuse à la main droite et aux pieds.	Normal	
75	8 jours de fièvre progressif	18	Membre sup. droit puis gauche, parésie des membres infr.	Membre supérieur droit	Intacte	Normal	Douleurs à la régi. cervicale et dans les membres avec fourmillements et engourdissements.
Dr Cuming	Progressif pendant 4 jours	40	Généralisée	Mains en griffe	Intacte	Normal	Pas d'eschares, plus tard spasmes et douleurs dans les membres.
Gombault (2)	Demi-heure	20	Généralisée	Mains en griffe, parésie des quatre membres	Intacte	Normal	Douleurs rachidiennes au début.
Charcot (3)	après 4 jours de malaise	35	Généralisée	Bras droit jambe gauche	Intacte	Normal	Pas d'eschares. Quelques fourmillements. Les 8 premiers jours la paralysie s'accompagne de fièvre.
Charcot (4)	48 heures environ	25	Paraplégie	Paraplégie	Obtuse en certains points non limités à l'atrophie	Normal	Sans mouvements spontanés ni contraction. Pas de douleur en ceinture. Abaissement de temp. des membres atteints. Fourmillements dans le côté droit à une certaine époque.
2	Du soir au matin	41	Paraplégie complète et parésie des membres sup.	Paraplégie incomplète en voie d'amélioration	Intacte	Normal	Flacidité, pas de douleurs. Abaissement de temp. des membres inférieurs.
3	4 jours de malaise puis fièvre le 5e jour	35	Bras droit et quelques heures plus tard les 4 membres.	Bras droit et jambe gauche	Intacte	Normal	Avec la paralysie commencent la fièvre et le délire qui durent toute une semaine. Secousses dans les muscles, pas de douleurs. Fourmillements.
P. Lucas Championnière (5)	Subit	20	Paralysie des 4 membres	Membre inf. gauche.	Intacte		Douleurs au début et plus tard douleurs constantes dans le membre affecté.
Meyer (6) 21	Convalescence de rougeole	18	Paraplégie	Paraplégie	Intacte		Ce sont deux frères jumeaux.

1. — Duchenne (de Boulogne) Électrisation localisée 3e Édition p. 437 etc.
2. — Gombault — Archives de Physiologie. 1873 N° 1.
3. — Charcot. — Voir Gombault, loc. cit.
4. — Charcot. — Observation 3. 4 et 5 de la thèse.
5. — Hallopeau. — Myélites chroniques diffuses. — Archiv. gén. Méd. 1871 et 72.
6. — Meyer — die Electricität. Berlin 1868.

7 ans et toutes ses observations sont loin de noter la fièvre qui d'ailleurs n'est pas nécessaire. L'atrophie des cellules motrices n'est pas pour M. Laborde une lésion de la paralysie infantile parce qu'il n'a trouvé qu'une altération des cordons antérieurs ou latéraux. On voit suffisamment par ce petit aperçu sur cette discussion, que la plupart des observations récentes seraient en dehors du cadre tracé par cet auteur dans son importante monographie.

Quoi qu'il en soit, nous tirerons un autre enseignement de ces faits de paralysie spinale aiguë chez l'enfant et chez l'adulte. Nous avons vu par l'anatomie pathologique que la lésion principale est la même dans les deux affections, que l'atrophie des cellules motrices est le fait fondamental, et que ce processus affecte le mode aigu. En symptomatologie, les faits cliniques sont les mêmes, l'apparition de la paralysie se fait de la même façon c'est-à-dire assez rapidement pour une catégorie de faits, tandis que pour un nombre très-notable de cas, la marche de la paralysie a été quelque peu progressive, comme nous le rappellerons plus loin. Il n'y a pas jusqu'aux différentes formes de la paralysie qui ne soient semblables. Dans l'une comme dans l'autre, en effet, c'est la forme paraplégique qui l'emporte sur les autres, et cette paralysie s'accompagne de flaccidité.

L'atrophie musculaire se montre également chez l'enfant et chez l'adulte : et si chez ce dernier les douleurs et les fourmillements semblent avoir été plus fréquents, il n'est pas inutile de faire remarquer que le premier est le plus souvent atteint à un âge où il lui est impossible d'exprimer ce genre de sensations. Les troubles de la sensibilité sont en général peu considérables, et l'état du rectum et de la vessie reste normal.

La contractilité électrique diminue également, et disparaît, comme cela a été noté par les auteurs (Duchenne,

Meyer, Charcot, etc.). Enfin, dans la plupart des paralysies de l'adulte, comme dans celles de l'enfant, on a une période d'invasion et d'état suivie d'une période de disparition partielle, rarement totale des symptômes : « Il importe de reconnaître, dit M. Charcot, qu'on peut voir se développer chez l'adulte et même dans l'âge mûr une affection qui ne diffère en rien d'essentiel de la paralysie infantile, de telle sorte qu'à côté de la paralysie spinale de l'enfance, il y a lieu de faire une place pour la paralysie spinale de l'adulte ».

M. Duchenne (de Boulogne) dans son traité de l'électrisation localisée dit à ce propos : « J'ai cru longtemps que la symptomatologie de la paralysie atrophique de l'enfance, dont le caractère anatomique est principalement, on vient de le voir, l'atrophie aiguë des cellules antérieures de la moelle, ne se rencontrait pas chez l'adulte ; mais ayant observé quelquefois chez celui-ci cette même symptomatologie, j'en ai conclu naturellement qu'alors la paralysie devait être produite par la même lésion anatomique. Cette considération m'a donc engagé à la désigner sous le nom de : paralysie spinale antérieure aiguë de l'adulte ou par atrophie des cellules antérieures. »

Meyer n'est pas moins explicite, comme on a pu le voir dans les réflexions qui précèdent l'observation 6 de notre travail.

Le fait de M. Gombault (1) vient donner à cette opinion, si légitime d'ailleurs une véritable base; comme nous l'avons fait remarquer à l'anatomie pathologique la lésion principale dans ce cas est absolument la même que l'altération fondamentale de la paralysie spinale aiguë chez l'enfant.

L'âge auquel se montre l'affection ne serait pas une raison suffisante pour faire un groupe de cette maladie, car on

(1) Gombault. Archives physiol. Loc. cit.

connaît un certain nombre de cas qu'on peut appeler de transition. Ce sont ces faits où la paralysie se montre à 7 puis 10 ans ; plus haut on arrive à 18, 20, 22, 25 ans et plus.

Si l'on excepte la fréquence de la maladie, plus grande chez l'enfant que chez l'adulte, si l'on excepte encore les déformations qui se manifestent chez l'enfant à une certaine période, en vertu de son développement incomplet, et qu'on voit cependant à un certain dégré chez l'adulte, la paralysie spinale aiguë n'emprunte aucun caractère spécial à l'âge du sujet, dont la vie, dans la majorité des cas ne court aucun risque.

Et nous pensons qu'il n'y a pas plus lieu de faire une paralysie spinale aiguë de l'enfant et une de l'adulte, qu'on est en droit de faire une pneumonie chez l'enfant et une chez l'adulte. La question d'âge n'est donc pas suffisante pour empêcher de réunir ces deux affections sous une même dénomination et si l'on préfère la notion anatomique et pathogénique à la notion fonctionnelle, ce sera l'*atrophie aiguë des cellules motrices*. Tout en admettant que cette affection soit la même chez l'enfant et chez l'adulte, M. Duchenne (de Boulogne) les appelle d'un nom différent, paralysie atrophique de l'enfance, et paralysie spinale antérieure aiguë de l'adulte. Nous ne voyons pas bien la nécessité de cette distinction dans les mots, alors que la chose est la même.

RELATION DE LA PARALYSIE ASCENDANTE AIGUË AVEC LA PARALYSIE SPINALE AIGUË.

Nous arrivons à la dernière partie de notre travail, c'est-à-dire la comparaison que permettent d'établir l'ensemble symptomatologique et le processus anatomo-pathologique entre la paralysie spinale aiguë et la paralysie ascendante aiguë (paralysie spinale antérieure subaiguë de M. Duchenne). Mais nous nous sommes trop étendu précédemment pour songer à mener bien loin cette dernière partie de nos considérations, et nous ne ferons qu'envisager rapidement la question sachant à l'avance que nous serons fort incomplet. Et d'ailleurs l'entreprise offre certaines difficultés que nous ne pourrions pas résoudre avec toute la netteté désirable, d'autant mieux que l'état actuel de la question ne permet pas une solution définitive. Quoi qu'il en soit, nous dirons dès maintenant que nous ne ferons qu'appuyer sur les considérations déjà émises par certains auteurs sur ce sujet. Nous citerons en particulier M. le professeur Charcot (1), M. Duchenne (2) (de Boulogne), M. Gombault (3).

Mais avant d'aller plus loin, il importe d'éliminer de notre cadre les faits qui, pour une raison ou pour une autre, ont été introduits dans le tableau de la paralysie ascendante aiguë. Seront considérées comme rentrant dans cette affection les observations dont les symptômes ne se distinguent de ceux de la paralysie spinale aiguë que par une nuance fort importante, il est vrai, mais qui ne change rien cependant aux troubles principaux de cette affection : nous voulons parler de la marche ordinaire des signes cliniques. Nous pensons en effet avec les auteurs que nous venons de nommer, que ces deux affections ne diffèrent pas tant l'une de l'autre par des symptômes particuliers que par le mode suivant lequel ont lieu les manifestations. Tous les faits où les observateurs ont noté soit des eschares au sacrum, soit de la contracture ou de l'épilepsie spinale, soit la persistance ou même l'augmentation des phénomènes réflexes; tous les cas où se sont rencontrés des troubles marqués du rectum et de la vessie, de l'hyperesthésie ou l'obnubilation profonde, sinon l'abolition complète de la sensibilité sous tous ses modes, tous ces faits, croyons-nous,

(1) Charcot. Leçons professées à la Salpêtrière, 1870.
(2) Duchenne (de Boulogne). Electrisation localisée. 3e édit.
(3) Gombault. Archives de physiologie, loc. cit.

doivent être éliminés. De même, certaines observations incomplètes où l'état de la sensibilité, des mouvements réflexes et des sphincters sont laissés dans l'oubli, ont été rangées également sous la même rubrique. Nous croyons également qu'on ne doit pas plus les admettre que les précédentes. L'observation 77 d'Ollivier (d'Angers) (1), est dans ce cas, puisque ce fait incomplet est admis par M. Pellegrino Lévi, comme un cas de paralysie ascendante aiguë. Nous inclinons vers l'opinion de cet auteur, il est vrai, à propos de ce fait, mais nous pensons qu'il vaut mieux ne pas tenir compte d'une observation qui n'offre pas toutes les conditions d'exactitude désirables.

En un mot, les symptômes de la paralysie ascendante aiguë sont ceux de la paralysie spinale aiguë, car il n'y a pas jusqu'aux phénomènes bulbaires qu'on ne rencontre également dans cette dernière affection.

Les caractères principaux seront donc la conservation de la sensibilité, absence de troubles trophiques de la peau, fonctionnement normal du rectum et de la vessie, flaccidité des membres paralysés et surtout marche spéciale de la paralysie. La conservation de l'intelligence fait partie intégrante de la maladie. Le malade se voit mourir; témoin le fait de Cuvier, entre autres. Ce serait là le type pur de cette affection, mais on sait combien ces faits sont rares. Aussi nous ferons remarquer que les anomalies sont assez fréquentes pour certains de ces symptômes dont chacun en particulier ne peut donner un caractère à la maladie, mais dont l'ensemble groupé d'une certaine façon lui donne son véritable aspect. La gravité de la paralysie ascendante aiguë, mortelle dans les 5/9 des cas (Landry) (2), n'est pas une raison suffisante pour empêcher toute tentative de rapprochement.

(1) Ollivier (d'Angers). Maladie de la moelle épinière, t. II.
(2) Landry. Gazette hebdomadaire, 1859.

La mort, en effet, n'arrive le plus souvent, sinon toujours, que par des manifestations symptomatiques d'origine bulbaire, notamment les troubles respiratoires.

On peut lire toutes les observations à ce point de vue, elles concordent pour noter qu'à un certain moment (variable, comme nous le verrons), la respiration se prend d'une façon inquiétante, pour terminer plus ou moins rapidement l'existence de l'individu. L'apparition de ces phénomènes bulbaires se fait donc plus particulièrement à la dernière période de la paralysie ascendante aiguë. On a vu cependant des menaces d'asphyxie se reproduire plusieurs fois dans le cours de la maladie sans y mettre fin. L'observation de Landry et celle de M. Labadie-Lagrave, en sont la preuve. Or, la paralysie spinale aiguë offre également ce symptôme, au début il est vrai, mais le fait n'en existe pas moins, comme M. Charcot l'a constaté chez un malade dont M. Duchenne (de Boulogne) a rapporté l'histoire, sans mentionner cette importante particularité (1). Et comme le fait remarquer M. Gombault à ce sujet : « Il est difficile de comprendre pourquoi, (dans la paralysie spinale aiguë), la lésion se maintient fatalement toujours aux régions inférieures de la moelle, sans jamais atteindre la partie supérieure de l'organe, ni le bulbe rachidien » (2).

Mais il y a un autre phénomène de même ordre, la dysphagie qui est parfois le premier signe de la paralysie ascendante aiguë. C'est ainsi que chez l'illustre Cuvier cette affection débuta par des troubles de la déglutition. Landry cite un cas semblable, et M. Pellegrino Lévi l'a rencontré deux fois à la même période ; il peut se rencontrer aussi dans le cours de la maladie bien avant sa terminaison (Duchenne, de Boulogne, obs. 82). Ce fait se rencontre également dans la paralysie spinale aiguë ; il y a une sorte de

(1) Duchenne (de Boulogne). Electrisation, 3e édit. Observ. 70.

(2) Gombault. Archives phys., 1873, n° 1.

mal de gorge accusé par le malade, bien que l'examen direct ne montre aucune lésion. La perte de la parole qui est encore un fait de cette catégorie, est fréquente. Elle est notée dans l'observation de Landry dont le malade avait la parole épaisse et dans le fait que nous devons à M. Bassereau, mais due alors à la paralysie du voile du palais. Dans l'autre fait de M. Bassereau, au contraire, la déglutition et la parole sont restées intactes jusqu'à la fin. Cette perte de la parole est notée d'une façon particulièrement intéressante dans le fait de Wilson (1), où l'enfant perdit subitement la parole sans prodrome, sans perte de connaissance ni convulsion. Voilà certes encore un fait bien net qu'il est bon de rapprocher des manifestations semblables de la paralysie ascendante aiguë. Toutes les observations où la mort est constatée s'accordent pour mentionner que cet accident est survenu brusquement, sauf peut-être le cas de Cuvier dont l'intelligence perdit quelque peu de sa lucidité au dernier moment. Il n'en est pas moins vrai que dans certains cas la mort qu'on croyait imminente par la présence de troubles respiratoires considérables, a été écartée. Dans un fait de Landry, le malade mourut longtemps après, et dans celui de M. Labadie-Lagrave (2) cette menace d'asphyxie a persisté pendant trois jours. Cependant le malade a fini par l'emporter sous l'influence d'une application fréquente de rhéophores au niveau des attaches du diaphragme qui était paralysé dans ce cas. Au contraire, dans la seconde observation de M. Bassereau, de tous les muscles respiratoires, le diaphragme seul fonctionnait normalement. La conservation de la sensibilité est encore un signe commun à la paralysie ascendante aiguë et à la paralysie spinale aiguë. Il est vrai que parfois on constate une certaine altération de cette propriété physiologique dans un quelconque de ses modes,

(1) Charcot et Joffroy. Loc. cit.

(2) Labadie-Lagrave. Gazette des hôpitaux, 1869.

mais cette altération n'est jamais plus considérable que celle de la motilité. Ainsi, dans la première observation que nous reproduisons, le malade sent le contact des corps, mais il est insensible à la douleur, tandis que dans la seconde, la sensibilité est conservée. Dans l'observation 73, d'Ollivier (d'Angers), Bretonneau constate une paralysie presque complète, avec conservation de la sensibilité dans toute son intégrité. L'observation de Dance (obs. 74, d'Ollivier d'Angers) rapporte que la sensibilité n'est nullement diminuée dans aucun point du corps. Le plus léger contact des membres est perçu. Dans l'observation de Landry il y avait anesthésie aux extrémités de chaque membre. Dans un des faits de M. Bassereau, les mains très-froides étaient également insensibles. M. Duchenne a noté le même fait dans un cas de paralysie spinale aiguë de l'adulte (obs. 71). Dans certains cas, au contraire, le contact est douloureux, il y a hyperesthésie cutanée et musculaire. Ceci est constaté, dans la paralysie spinale aiguë (Roger et Damaschino, Duchenne, de Boulogne, fils), et dans la paralysie ascendante aiguë, comme l'ont vu un certain nombre d'observateurs, M. Labadie-Lagrave pour ne citer qu'une observation. Quelquefois l'irritabilité musculaire est intacte (Landry). Les différents modes de la sensibilité tactile, thermique, sensation de poids, de douleurs, n'ont pas toujours été notés, et nous ferons pour la paralysie ascendante aiguë la même remarque que pour la paralysie spinale aiguë. Il est donc difficile d'apporter des observations tout à fait complètes. Ainsi nous n'avons trouvé, noté qu'une fois le retard dans la perception des impressions centripètes (1) ; il est probable que ce fait n'est pas plus isolé que les autres. L'observation de M. L. (paralysie spinale aiguë de l'adulte), que nous reproduisons plus haut, est la seule qui indique les zones d'insensi-

(1) Henry. Thèse de Paris, 1873. Paralysie ascendante aigue.

bilité sur les parties du corps que la paralysie n'a pas atteintes. Chez le malade de Landry, outre l'anesthésie indiquée aux extrémités des membres, il y avait insensibilité marquée à la partie postérieure et latérale du tronc.

Il n'y a pas jusqu'à la sensation de froid que donnent au toucher les parties paralysées dans la paralysie spinale aiguë, qu'on ne trouve notée également dans la paralysie ascendante aiguë (obs. 74, d'Ollivier d'Angers, Labadie-Lagrave, Bassereau, etc.).

L'absence des troubles trophiques cutanés est un signe d'une valeur incontestable dans ces deux sortes de paralysies spinales. Elle indique, comme le dit en effet M. Duchenne, que les cellules motrices des cornes antérieures ne prennent aucune part à cette manifestation d'une si grande importance. Un autre signe de ces paralysies, la flaccidité des membres paralysés ne souffre guère d'exception dans la paralysie ascendante aiguë, pas plus que dans la paralysie spinale aiguë, quoique M. Duchenne (de Boulogne) fils, ait noté dans celle-ci chez un adulte une sorte de contracture de la région cervicale due à une douleur intense à ce niveau plutôt qu'à une roideur véritable. Les secousses dans les membres, les convulsions partielles, qu'on note si souvent dans certaines myélites n'existent pas davantage dans ces deux affections.

Nous arrivons au fonctionnement du rectum et de la vessie. On trouve à propos de ces deux sphincters, des anomalies assez fréquentes, quoique à vrai dire la vessie soit à peu près constamment à l'état physiologique. Cette inertie de l'intestin dans la paralysie ascendante aiguë, notée dans l'observation de M. Pellegrino Levi (1), dans le cas de Cuvier, dans les observation 73 et 74 d'Ollivier (d'Angers), est donc assez fréquente ; parfois elle est temporaire et suivie de diarrhée

(1) Archives générales de médecine, 1864.

(Labadie-Lagrave). M. Pellegrino Lévi en a tenté une explication : « Cette sorte de contraste entre les fonctions du rectum et de la vessie se voit communément dans les paralysies extenso-progressives, peut-être est-ce dû à l'état des muscles abdominaux bien plutôt qu'à la tunique musculeuse de l'intestin. En effet, l'évacuation des matières fécales exige les contractions de la paroi du ventre d'une façon bien plus énergique que l'expulsion des urines. » Il est possible que cette explication soit la véritable, et nous pensons que cette paralysie de la paroi abdominale doit jouer également un certain rôle dans l'impossibilité de vomir manifestée par les malades, malgré la dose du vomitif employé. Ainsi dans le fait de Cuvier, on voit que la dysphagie étant extrême, Dupuytren fit pénétrer dans l'estomac du malade une certaine dose d'ipéca au moyen de la sonde œsophagienne, cependant le vomissement n'eût pas lieu.

Dans le premier cas de M. Bassereau, le vomitif ne détermina que l'apparition d'une légère écume sur les lèvres, malgré la titillation du voile du palais. Si maintenant, on considère quelles sont les conditions du phénomène, on voit que le diaphragme, les muscles de la paroi abdominale et l'estomac entrent chacun en jeu dans ce fait : on sait, de plus, que le rôle de ce dernier organe est le moins important, puisque Magendie a pu provoquer des vomissements chez un chien dont l'estomac avait été remplacé par une vessie. L'expérience répétée d'une autre façon a autorisé les expérimentateurs à donner aux muscles abdominaux d'abord, puis diaphragmatiques, une prépondérance marquée dans cette circonstance (1). Ces expériences recevraient, selon nous, une nouvelle confirmation dans ce fait que nous signalons. Cependant, nous constaterons que dans l'observation de M. Bassereau, la respiration s'exécutait à l'aide de

(1) Béclard. Traité élémentaire de physiologie.

l'abdomen; on n'indique pas, il est vrai, l'état du diaphragme, et dans le fait de Cuvier, on n'observe pas qu'on ait noté l'état des parois abdominales ni du diaphragme.

Pour en revenir à l'interprétation de M. Pellegrino Levi, les observations ne mentionnent pas toujours assez explicitement, en général, l'état des parois abdominales pour l'admettre sans restriction. Nous ferons naturellement la même réserve pour notre tentative touchant l'absence de vomissements, puisqu'elle repose sur le même fait clinique.

Faut-il maintenant admettre avec Landry qu'il n'y a pas de douleurs rachidiennes spontanées ou provoquées? Nous croyons que non, puisque des observations authentiques de paralysie ascendante aiguë mentionnent un certain nombre de fois ce phénomène. C'est encore là un point de contact avec la paralysie spinale aiguë. L'observation 73 d'Ollivier (d'Angers) note une légère douleur lombaire. M. Pellegrino Levi constate chez le malade de l'observation 1 qu'il était immobile dans le décubitus dorsal, redoutant le moindre mouvement. Dans une observation de M. Bassereau, les douleurs rachidiennes se montraient à la pression. De même dans le fait de M. Labadie-Lagrave : Avant son entrée, le sujet de cette dernière observation avait eu des élancements douloureux dans les genoux, de même que le malade de Landry en avait eu également à une époque antérieure. L'observation de M. Duchenne (de Boulogne) rapporte le même phénomène, mais pendant la période d'état de la maladie, et sans aucune raison de voir là un rhumatisme articulaire. Les mouvements communiqués étaient également douloureux dans un certain nombre de faits. Ceci, comme on a pu le voir dans la paralysie spinale aiguë, se rencontre fréquemment, sans oublier que les douleurs spontanées dans les membres y sont souvent notées.

Parlerons-nous de la contractilité musculaire? on sait

qu'elle est variable et ne peut donner aucun caractère spécial à la paralysie ascendante aiguë.

Si nous envisageons la paralysie ascendante aiguë au point de vue de la rapidité du début des accidents, nous trouverons-là encore plus d'un point de contact avec la paralysie spinale aiguë.

Dans celle-ci, en effet, on trouve fréquemment des cas où le début de l'affection a été précédé de prodromes assez longs, tandis que d'autres faits se rapprochant davantage du type classique, arrivent d'emblée à la manifestation des accidents paralytiques. La paralysie ascendante aiguë offre les mêmes contrastes, car, tandis que certains malades atteints de fourmillements et de faiblesse ou de pesanteur dans un ou plusieurs membres, voient ces symptômes disparaître pour revenir avec plus d'intensité quelques jours et parfois quelques mois après, soit encore temporairement (car on a vu des cas précédés ainsi de plusieurs attaques), soit définitivement, les cas ne sont pas rares où la maladie atteint presque entièrement son maximum d'intensité. Il n'en est pas moins vrai que ces derniers sont autant de faits qui rapprochent la paralysie ascendante aiguë de la paralysie spinale aiguë : un simple coup d'œil jeté sur le tableau que nous avons dressé suffit pour montrer nettement ce que nous venons d'avancer. Nous avons regretté vivement de ne pouvoir faire le même travail pour la paralysie ascendante aiguë, mais les circonstances ne nous permettent pas de pousser plus loin ce travail.

Quant à la forme de la paralysie, au début et à sa marche, elles ont donné lieu à M. Duchenne (de Boulogne) de faire une distinction dans les faits de paralysie générale spinale antérieure subaiguë (paralysie ascendante aiguë des auteurs). Cet auteur se fondant sur certains faits où la paralysie a débuté par les membres supérieurs, affectant ainsi la forme d'une paraplégie cervicale, a établi deux divisions : une forme ascendante, c'est la plus fréquente, et une forme descendante (obs, 82); le fait de Cuvier serait ainsi une forme descendante. C'est en vertu de ces considérations que M. Duchenne refuse à cette paralysie le nom seul d'ascendante que lui donnent les auteurs. Il lui refuse également le nom d'extenso-progressive, de certains auteurs (Landry, Pellegrino Lévi, etc.), parce que le mot progressif emporte avec lui, depuis Requin qui l'a employé le premier, l'idée d'une terminaison toujours fatale. Or, nous savons que la mort, quoique fréquente, n'est pas la règle, ce qui justifie la manière de procéder de M. Duchenne (de Boulogne).

Si l'on compare les formes diverses qu'affecte la perte de la motilité, dans le cas de paralysie spinale aiguë et subaiguë, on trouvera les mêmes ressemblances que pour les signes précédents. La paraplégie est la manifestation la plus fréquente de la paralysie dans ces deux affections, mais on rencontre également dans ces deux maladies la paralysie généralisée ; seulement, dans la paralysie spinale aiguë, c'est au début, tandis que dans la paralysie ascendante aiguë, c'est à une période plus éloignée.

La forme hémiplégique s'observe dans la paralysie ascendante aiguë ; le deuxième fait de M. Bassereau note une hémiplégie gauche, et nous avons vu que c'est une forme qu'on rencontre également dans la paralysie spinale aiguë, comme l'ont noté MM. Roger et Damaschino (obs. 1), et M. Laborde (obs. 43). M. Duchenne (de Boulogne) l'a rencontrée une fois (1).

La paraplégie cervicale au début qui, dans la paralysie générale spinale subaiguë, caractérise la forme descendante de M. Duchenne (de Boulogne) a été rencontrée deux fois dans la paralysie spinale aiguë par M. Duchenne (de Boulogne) fils. Si nous considérons plus particulièrement la mar-

(1) V. aux tableaux.

che de cette paralysie, nous voyons qu'elle est aussi variable que la rapidité du début des accidents. Ainsi, on peut voir débuter la maladie par des fourmillements et la parésie dans un membre gagner l'autre, puis disparaître pour se montrer de nouveau dans une autre partie du corps. Au contraire, dans certains cas, cette marche envahissante suivra une ligne plus régulière, comme Landry l'a montré. Il arrive encore que la maladie n'atteint pas toujours la forme grave, dyspnéique; il y a arrêt dans l'envahissement, et la maladie revient complètement sur elle-même sans laisser de trace (Landry); certains faits de paralysie spinale aiguë sont dans ce cas (Duchenne, de Boulogne). Mais de ce que la maladie donne lieu à des manifestations bulbaires, la mort n'en est pas une conséquence nécessaire et la maladie peut guérir avec ou sans déformation, car il n'y a pas jusqu'à l'atrophie des membres paralysés qui ne rapproche ces deux affections médullaires; c'est, du reste, par leurs altérations musculaires que M. Charcot les a rapprochées.

Nous abordons le côté anatomo-pathologique de la question; un certain nombre d'autopsies de paralysie ascendante aiguë n'ont rien montré au microscope, malgré la compétence des observateurs; et c'est pour cela que Landry admet que cette affection ne serait que l'effet secondaire d'un grand nombre de maladies très-diverses ayant pour résultat commun d'épuiser le système nerveux, d'appauvrir la constitution, d'abaisser en un mot le niveau des forces organiques. Cette opinion est celle d'un grand nombre d'observateurs et en particulier de M. le professeur Gubler de M. Pellegrino Levi, etc., elle est basée sur les examens négatifs de la moelle.

Nous ferons remarquer que les faits n'étaient peut-être pas assez anciens pour que la lésion de la moelle pût être appréciée même au microscope, cependant le fait de M. Kiëner ne datait que de quelques jours. De plus, nous pensons que l'histoire anatomo-pathologique de la paralysie infantile spinale offre un enseignement qu'on peut bien appliquer à la paralysie ascendante aiguë. On sait qu'à plusieurs reprises de savants micrographes n'ont pas vu l'atrophie cellulaire qui a été rencontrée par la suite dans la paralysie infantile spinale. De même pour la paralysie ascendante aiguë, il y a de nombreuses observations où l'on n'a rien constaté. Nous rapportons plus loin un fait où MM. Cornil et Ranvier n'ont rien découvert. Dans un cas de M. Hayem, il y avait une sorte de dilatation vasculaire à l'état frais, on n'a rien retrouvé après durcissement de la moelle (1). Dans la même séance M. Pelvet cite un cas où il y avait un épanchement sanguin dans tout l'axe gris de la moelle.

Nous rapporterons ici le résultat microscopique d'un cas de paralysie ascendante aiguë où M. Kiëner a rencontré une altération des cellules motrices. L'examen à « l'état frais de la substance grise des cornes antérieures de la moelle lombaire montre : 1° un très-beau lacis réticulé de la névroglie renfermant des noyaux et des cellules ; 2° des vaisseaux de toutes dimensions n'offrant point d'altérations de la paroi contenant des hématies empilées ou nageant dans un liquide jaunâtre ; 3° un liquide semblable à celui qui est contenu dans les vaisseaux et dans les mailles du réticulum de névroglie. Ce liquide doit avoir une certaine consistance, car il ne se mêle pas avec l'eau, ni avec la glycérine des préparations ; 4° les tubes nerveux ne paraissent pas altérés ; 5° les cellules nerveuses ont une coloration jaunâtre. Elles paraissent tuméfiées plus transparentes qu'à l'état normal. Le protoplasma montre des granulations répandues dans un liquide jaunâtre, analogue à celui qui remplit les vaisseaux sanguins. Le noyau est arrondi, vésiculeux, incolore ou plus

(1) Hayem. Société méd. d'observ. t. II, 2e série.

faiblement coloré que le protoplasma. Même lésion après durcissement. » Rien dans le bulbe ni la protubérance, rien dans les muscles (1).

Avant ce fait si démonstratif, M. Duchenne (de Boulogne) (2), à propos de la pathogénie de cette affection, parlait ainsi : « Aujourd'hui cette pathogénie peut être éclairée, comme je l'ai déjà dit, par celle d'affections motrices dont la symptomatologie est la même et ne diffère que par le processus : je veux parler de la paralysie atrophique de l'enfance et de la paralysie spinale aiguë de l'adulte par atrophie des cellules antérieures de la moelle ; j'entrevois qu'une atrophie analogue des cellules spinales antérieures doit être la lésion anatomique fondamentale de la paralysie générale spinale antérieure subaiguë : c'est sans aucun doute ce qui ne peut tarder à être élucidé. En somme, il existe au point de vue anatomo-pathologique trois espèces de paralysies par atrophie des cellules antérieures de la moelle : 1° la paralysie atrophique de l'enfance ; 2° la paralysie spinale aiguë de l'adulte ; 3° la paralysie spinale antérieure subaiguë que j'ai appelée générale en raison de sa marche envahissante jusqu'à sa généralisation. »

Au point de vue pathogénique, la paralysie ascendante aiguë tiendrait ainsi le milieu entre la paralysie spinale aiguë de l'enfant et de l'adulte, et l'atrophie musculaire progressive. Le processus inflammatoire qui affecte un mode si rapide en général dans la paralysie infantile et si lent dans l'atrophie musculaire progressive, aurait ainsi une forme intermédiaire dans la paralysie ascendante aiguë. M. Charcot pense qu'il est bon de réunir ces affections qui avaient été séparées en nosographie, comme s'il s'agissait là d'affections distinctes.

Dans sa thèse inaugurale, sur la paralysie ascendante

(1) Thèse de M. Chalvet. Paris, 1871.
(2) Duchenne (de Boulogne). Electrisation localisée.
(3) Charcot. Leçons.

aiguë, M. Henry (1) s'est donné la satisfaction de réfuter M. Duchenne (de Boulogne). Mais ce résultat a été obtenu en faisant une confusion regrettable ; car pour M. Duchenne, la paralysie spinale aiguë de l'adulte n'est pas, comme l'assure M. Henry, la paralysie ascendante aiguë. Dans la nomenclature de M. Duchenne, cette dernière, ainsi que nous l'avons vu, porte le nom de paralysie générale spinale antérieure subaiguë.

En résumé, nous pensons que le groupe des paralysies ascendantes aiguës renferment des faits qui doivent être écartés et que ceux qui restent dans le cadre de la maladie affectent une marche variable. Les uns rapides se rapprochent de la paralysie spinale aiguë, aussi bien par les symptômes, qui sont les mêmes que par leur généralisation, et le fait de M. Kiëner montre que le rapprochement peut être constaté anatomiquement. Les autres, au contraire. par leur marche plus lente, servent de liaison entre la paralysie spinale aiguë et l'atrophie musculaire progressive.

M. le professeur Gubler a établi une division entre les paralysies ascendantes aiguës consécutives aux affections aiguës. D'après cet auteur « les unes dépendent d'une lésion de l'appareil nerveux engendrée par l'affection aiguë, les autres beaucoup plus fréquentes ont été trouvées sans altération anatomique et se rangent dans la classe des névroses. » (2) Loin d'admettre que l'altération nerveuse centrale soit secondaire quand elle existe, ou de ranger la maladie dans les névroses quand on ne constate rien à la nécropsie, nous croyons, nos restrictions faites, « que dans les cas où elle ne laisse aucune trace appréciable, on ne peut, en raisonnant d'après les faits physiologiques et pathologiques connus, les rapporter à la lésion d'aucun autre appareil nerveux qu'à la moelle épinière (3). »

(1) Henry. Thèse de Paris, 1873.
(2) Gubler. Société médicale des hôpitaux, 1859.
(3) Duchenne (de Boulogne). Électrisation localisée, p. 459.

Nous donnons ici deux observations de paralysie ascendante aiguë que nous devons à l'obligeance de M. Bassereau, interne des hôpitaux.

OBSERVATION VII. — Paralysie ascendante aiguë.

Stefens (Louis), âgé de 57 ans, homme de peine, porte habituellement des fardeaux très-lourds.

Entré à l'hôpital le 16 avril, voici ce qu'il raconte :

Le 12 avril il se rendit à son travail jusqu'à 11 heures du matin, moment où il va prendre son repas. En sortant de table, il sentit ses jambes faibles et rentra péniblement chez lui pour se coucher. Le soir paralysie complète des deux jambes, fièvre, toux, anorexie, douleurs dans le dos au niveau de la région dorsale. Cet homme a eu précédemment une atteinte semblable de paralysie qui a été traitée à l'hôpital de Versailles et dont il a parfaitement guéri.

Etat actuel, le 16 avril à la visite du soir : Visage rouge injecté, assez calme, répond nettement aux questions qu'on lui adresse. P. 100. Les deux membres inférieurs sont immobiles, soulevés, ils retombent inertes. La partie inférieure des jambes et les pieds sont froids et violacés. Le malade sent le contact des corps, mais il est insensible à la douleur ; cette analgésie s'arrête vers le quart supérieur des cuisses. Rien d'anormal sur le tronc. L'excitation ne détermine aucun phénomène réflexe.

Le malade urine normalement, se plaint de douleurs vertébrales que l'on rend très-vives en le faisant incliner en avant lorsqu'il est sur son séant ; ces douleurs s'irradient dans les bras ; les mains sont un peu engourdies.

A l'auscultation, en arrière et à la base, râles muqueux abondants.

Le 17, à 9 heures du matin, les membres inférieurs sont dans le même état. De plus, le malade ne peut ni soulever, ni remuer ses bras ; les mains sont glacées et la sensibilité y est abolie. La respiration s'exécute à l'aide de contractions brusques et énergiques dans les muscles droits de l'abdomen. Le malade se plaint de ne pas avoir la force de cracher. P. 140.

A 10 heures on applique 12 ventouses scarifiées le long de la colonne vertébrale.

A midi un vomitif. Le malade a une selle involontaire, il est cyanosé, et couvert de sueurs. Pour déterminer quelques efforts de vomissements, titillation du voile du palais, ce qui ne fait qu'amener une écume blanche sur les lèvres du malade. Mort à 1 heure un quart. Jusqu'à la fin, l'intelligence était restée nette, la voix sans altération et la déglutition se faisait normalement.

A l'autopsie, les organes des cavités thoraciques et abdominales n'offrent rien de particulier. Les muscles d'un beau rouge paraissent parfaitement sains.

Le cerveau, divisé et examiné avec soin, n'a laissé voir aucune lésion.

La moelle, examinée au microscope par MM. Cornil et Ranvier, a été considérée comme un type de moelle sain

OBSERVATION

Salle Saint-Philippe, n° 4, fille de 23 ans, bien constituée, bonne santé habituelle, quoique un peu anémique. Jamais d'excès. Cette malade, caissière dans un café, s'aperçut quelque temps avant son entrée à l'hôpital, d'un léger embarras pour écrire. Cette difficulté dura peu. Deux jours avant son entrée, le 20 juillet, la malade étant au sixième jour de ses règles (elles en durent huit ordinairement), fut assaillie par un individu qui, après diverses tentatives, finit par lui donner des coups de canne. Le lendemain 21, un peu de courbature, faiblesse des jambes, sans fièvre ni douleurs.

Le 22, au matin, elle s'aperçoit d'une hémiplégie, incomplète du côté gauche, puis tout le corps commence à se prendre. Entre à l'hôpital le soir même.

Le lendemain matin, 23 juillet, tous les muscles sont dans la résolution.

Ceux du pharynx se prennent et la déglutition devient presque impossible. Dans la respiration, le diaphragme seul entre en action, tous les autres muscles respirateurs sont paralysés. La langue n'est pas paralysée. La vue est nette, pas trace de strabisme, les yeux ont tous leurs mouvements. La sensibilité est conservée. Intelligence nette (ventouses scarifiées sur le rachis, purgatif). L'action purgative est nulle; la malade urine bien et en sent le besoin; la respiration s'embarrasse, la parole devient inintelligible par paralysie du voile du palais. A 4 heures un quart mort brusque.

L'autopsie judiciaire ne fut pratiquée que le 27 juillet à 10 heures du matin. La pulpe cérébrale avait perdu toute consistance; la moelle, assez bien conservée, n'offre pas d'injection à l'œil nu ni à la coupe, non plus que du ramollissement. Méninges transparentes. L'examen microscopique n'a pas été fait. L'état des muscles n'est pas indiqué.

Nous donnons, en finissant, sous forme de résumé, les conclusions que nous croyons pouvoir tirer de notre travail.

CONCLUSIONS.

1° Dans la paralysie infantile spinale, comme dans la paralysie spinale aiguë, l'existence de lésions médullaires diverses est manifeste.

2° Ces altérations de la moelle, limitées aux cornes antérieures de la substance grise atteignent les cellules motrices, particulièrement des groupes externes et postéro-externes, et le tissu interstitiel qui les environne.

3° L'altération des cellules motrices seule est constante; elle se manifeste le plus souvent sous la forme d'atrophie pigmentaire partielle ou totale à marche aiguë.

4° Cette atrophie des corpuscules nerveux est protopathique dans un certain nombre de cas, tandis que dans d'autres faits le tissu interstitiel a été pris simultanément.

5° L'âge seul auquel apparaît la maladie distinguant la paralysie infantile spinale de la paralysie spinale aiguë de l'adulte, nous croyons qu'il est préférable de les réunir sous le nom de paralysie spinale aiguë ou d'atrophie aiguë de cellules motrices.

6° Tous les faits de paralysie ascendante aiguë (sans oublier la réserve faite pour les cas de myélites centrales, diffuses, etc., qu'on y a introduits), n'affectent pas la même forme. Les uns ascendants, les autres descendants, diffèrent par la marche de la maladie :

a) Les cas dont le début est brusque et la marche rapide ont des rapports intimes avec la paralysie spinale aiguë dont la nécropsie de M. Kiëner permet de les rapprocher particulièrement. C'est alors qu'on pourrait envisager ces observations de paralysie ascendante aiguë, comme des faits de paralysie spinale aiguë à forme généralisée.

b) Les autres faits dont le début est lent ou à attaques successives, malgré l'absence d'une expression anatomique quelconque jusqu'à présent, tiennent le milieu, au point de vue pathogénique, entre l'atrophie aiguë des cellules motrices et l'atrophie chronique de ces mêmes organes (atrophie musculaire progressive). C'est donc une atrophie subaiguë des cellules motrices des cornes antérieures de la moelle.

TABLE DES MATIÈRES.

Paris. A. Parent, imprimeur de la Faculté de Médecine, rue Mr-le-Prince, 31.

Leçons sur les maladies du système nerveux faites à la Salpêtrière par le professeur CHARCOT, recueillies et publiées par le docteur BOURNEVILLE. 2 fascicules avec figures et planches coloriées. 5 fr.

Traité de l'immobilisation directe des fragments osseux dans les fractures, par le docteur BERENGER-FÉRAUD, médecin principal de la marine. 1 vol. in-8 avec figures dans le texte. 10 fr.

Traité des fractures non consolidées, ou pseudarthroses, par le docteur BERENGER-FÉRAUD. 1 vol in-8 avec figures dans e texte. 10 fr.

Traité des maladies de l'estomac, de W. BRINTON, traduit par le docteur RIANT, précédé d'une Introduction par le professeur LASÈGUE. 1 vol. in-8 avec figures dans le texte; le volume cartonné en toile. 7 fr.

Traité des maladies de l'oreille, par A. DE TROELTSCH, professeur à la Faculté de médecine de Würzbourg, traduit par les docteurs KUHN et LEVI. 1 vol. in-8 avec figures dans le texte; le vol. cart. en toile. 8 fr. 50

Leçons sur le traitement des maladies chroniques en général, et des affections de la peau en particulier, par l'emploi comparé des eaux minérales, de l'hydrothérapie et des moyens pharmaceutiques, professées à l'hôpital Saint-Louis par le docteur BAZIN, rédigées et publiées par E. MAUREL, interne des hôpitaux, revues par le professeur, 1 vol. in-8; cart. en toile. 8 fr.

Des paralysies des muscles moteurs de l'œil, par A. von GRAEFE, professeur d'ophthalmologie à l'Université de Berlin, traduit par A. SICHEL, revu par le professeur. 1 vol. in-8. 3 fr. 50

Traité clinique et pratique des maladies puerpérales suites de couches, par le docteur HERVIEUX, médecin de la Maternité de Paris. 1 fort volume in-8 avec figures dans le texte; le vol. cart. en toile. 16 fr.

Traité des maladies du fond de l'œil et atlas d'ophthalmoscopie, par L. DE WECKER et E. DE JAEGER. 1 vol. gr. in-8, accompagné d'un atlas de 29 planches en chromolithographie. 35 fr.

Comptes-rendus des séances et mémoires de la Société de biologie, tome XXIIIe de la collection. 1 vol. in-8 avec planches lithographiées et coloriées. 7 fr

---

Paris. — Imp. A. Parent, rue Monsieur-le-Prince, 31.

www.ingramcontent.com/pod-product-compliance
Ingram Content Group UK Ltd.
Pitfield, Milton Keynes, MK11 3LW, UK
UKHW021231230726
13926UKWH00003B/1376

9 782014 060959